U0333105

口腔正畸临床高效矫治

主　编　张栋梁

副主编　何　欣

编　委　吕嘉夫　李志鹏　秦　龙
　　　　常　浩　高　原

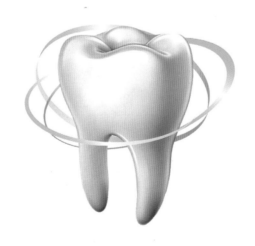

北京工业大学出版社

图书在版编目（CIP）数据

口腔正畸临床高效矫治 / 张栋梁主编. -- 北京 : 北
京工业大学出版社，2019.10 （2022.9重印）
ISBN 978-7-5639-6918-0

Ⅰ.①口… Ⅱ.①张… Ⅲ.①口腔正畸学 Ⅳ.①R783.5

中国版本图书馆CIP数据核字（2019）第180047号

口腔正畸临床高效矫治

主　　编：张栋梁
责任编辑：马红治
封面设计：李士勇
出版发行：北京工业大学出版社
　　　　　　（北京市朝阳区平乐园100号　邮编：100124）
　　　　　　010-67391722（传真）　bgdcbs@sina.com
经销单位：全国各地新华书店
承印单位：三河市元兴印务有限公司
开　　本：889mm×1194mm　1/16
印　　张：17.5
字　　数：344千字
版　　次：2019年10月第1版
印　　次：2022年9月第5次印刷
标准书号：ISBN 978-7-5639-6918-0
定　　价：398.00元

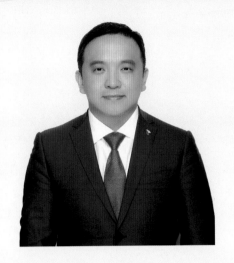

张栋梁　教授

首都医科大学附属北京口腔医院　正畸科　主任医师

首都医科大学口腔医学院　研究生导师

德国波恩大学医学博士

北京市科技新星

北京市卫生系统高层次人才

北京市医学学科骨干

长期从事口腔正畸临床教学科研工作

主持国家级课题2项，省部级课题5项，发表文章50余篇

持有临床技术专利9项

出版口腔正畸专业书籍四本：

《现代口腔正畸技术与临床思维》

《正畸治疗技术基本原理》

《口腔正畸舌侧矫治技术》

《儿童错𬌗畸形早期矫治》

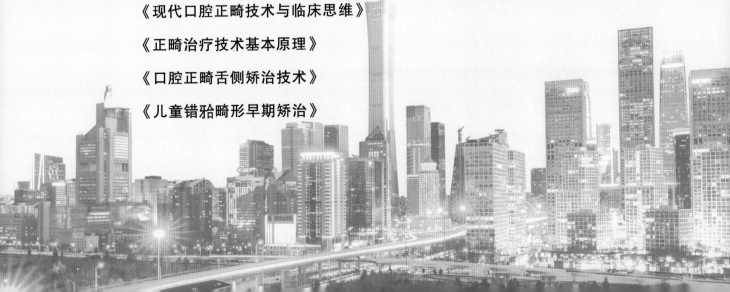

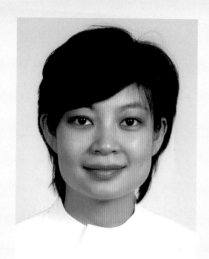

何　欣

首都医科大学附属北京口腔医院　正畸科　副主任医师

正畸临床医学硕士　九三学社社员

擅长：儿童早期矫治

　　　　颅颌面发育中肌功能异常的诊治

　　　　青少年及成人各类牙颌畸形的矫治

世界正畸联盟（WFO）专科会员

美国正畸医师协会（AAO）会员

中华口腔医学会正畸专委会（COS）专科会员

中华口腔医学会（CSA）会员

美国3M Incognito舌侧矫治认证医师

Ebrace舌侧矫治认证医师

隐适美官方认证医师

参与翻译正畸论著《简易直丝弓矫治技术》《正畸治疗技术基本原理》

参与出版论著《现代口腔正畸技术与临床思维 》《口腔正畸舌侧矫治技术》

获得国家实用新型专利1项

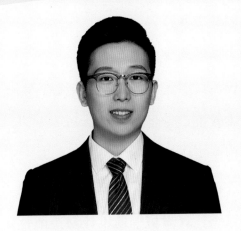

吕嘉夫

澳大利亚弗德斯大学医学硕士

口腔正畸专科医师

师从首都医科大学张栋梁教授

美国3M Incognito舌侧矫治认证医师

隐适美官方认证医师

中国Customized Smile认证讲师

擅长成人各类错殆畸形矫治、舌侧隐形矫治、

无托槽隐形矫治

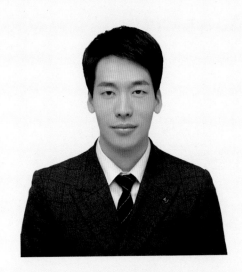

李志鹏

毕业于华北理工大学

口腔正畸专科医师

师从首都医科大学张栋梁教授

美国MBT正畸学院研究生

美国隐形矫正Invisalign认证医师

美国3M Incognito舌侧矫治认证医师

美国Ormco精准矫正Insignia认证医师

中国Angelalign 时代天使认证医师

中国Customized Smile认证讲师

擅长儿童早期矫治、成人各类错殆畸形矫治，

数字化无托槽隐形矫治、数字化舌侧隐形矫治、

数字化定位精准矫治

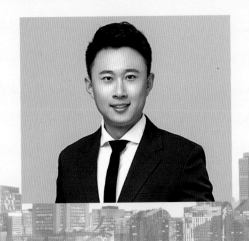

师从首都医科大学张栋梁教授

首都医科大学附属北京口腔医学院口腔正畸学硕士

菲律宾中央大学牙医学DMD

中华口腔医学会正畸专委会会员

隐适美官方认证医师，认证讲师

腾屹、Ebrace舌侧矫治认证医师

擅长无托槽隐形矫治，舌侧矫治

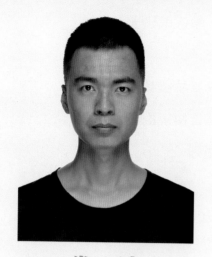

常　浩

计算机辅助设计制造工程师

毕业于辽宁科技大学动画专业

现就职于：北京腾屹口腔医学技术研究有限公司；

张栋梁教授正畸团队

作为主要研发者创造了：

计算机辅助设计制造个性化舌侧矫治器系统，

无托槽矫正系统，计算机辅助设计制造个性化

肌功能早期矫治系统

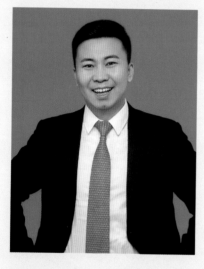

高　原

北京腾屹执行董事、临床病例总监

Customized Smile数字化目标导向隐形正畸创始

人之一

中国隐形正畸协会执行委员

北京莱维医疗/腾屹讲师

《口腔正畸舌侧矫治技术》副主编

《现代口腔正畸技术与临床思维》副主编

曾多次赴韩国、英国等地研修

持有6项正畸专利

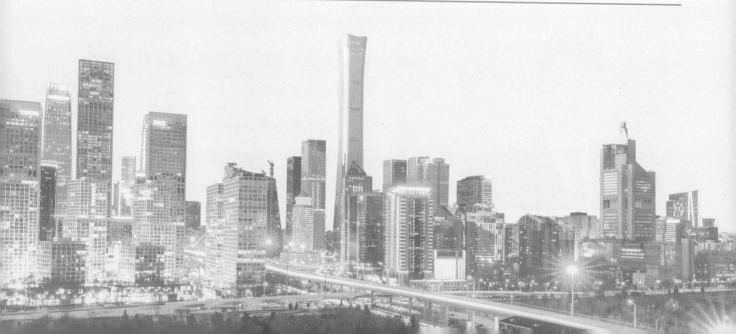

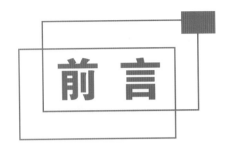

前 言

　　高效矫治是很多正畸医生的梦想状态。 最简单的理解应该是：掌握了高效矫治技术，正畸医生应该能快速地完成矫治，用最简洁的矫治方法，治疗时间最短，用最少的复诊次数。

　　1999年我步入正畸的殿堂，从一开始我就期望能找到这种神奇的方法"高效矫治"。因此，我一直保持文献的阅读习惯，同时一直坚守临床工作。

　　大量的各种纷繁复杂的错𬌗畸形矫治病例让我慢慢理解了什么是高效矫治技术：

　　1. 从来就没有最好的、最先进的矫治技术。病人的要求永远高于我们的技术发展。

　　2. 最艰难的从来就不是错𬌗畸形本身，而是我们医生对病人的人性理解。

　　3. 最好的矫治技术从来不是出自某些经典书籍，而是来自每一位普通医生夜以继日的工作。每一位常年驻守临床的正畸医生都是最优秀的正畸医生。真正掌握高效矫治技术的不是别人，恰恰就是我们自己。

　　每天有很多医生在跟随我一起看病人，晚上下班的时候，看着他们疲惫的身影和眼神，我很感动，感谢之情油然而生。我内心想为他们做一些事（起码要对得起这些跟随我一起工作的医生的辛劳）：把我每天工作的心得体会写出来给他们看。2016年9月1日，日积月累的工作之后的书写积淀成了《现代口腔正畸技术与临床思维》，这本书当年出版了2000册，已经全部售空。 这本书是高效矫治丛书的原型。 在日后的工作实践中，我们逐步对一些矫治技术进行改进，深觉有必要重新再写一本最新的，包含比原来的技术和思想更能有效地解决临床实际问题的高效矫治技术。

因此，这本书蕴含了我和我的团队上万个临床病例的经验总结和我们对错𬌗矫治技术的认识与思想，希望能对广大正畸同行有所帮助。

病人的要求永远高于我们的技术发展，这是我们工作的压力，也是我们工作的动力。

"生于忧患，死于安乐。"无休止的临床工作让我能够更深刻地理解这句话。

张栋梁

2019年8月　北京

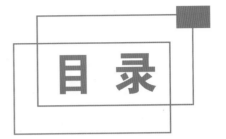

目 录

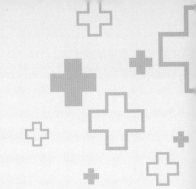

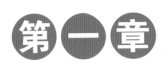
第一章

不拔牙矫治技术及临床理念

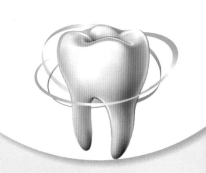

　　不拔牙矫治最容易出现的问题就是随着牙齿排齐，出现前牙唇倾，前牙可能会出现开
𬌗，面型也会随之变突。

　　经验表明，托槽弓丝，随着牙齿排齐，如果不加额外的控制，所有牙齿都会唇倾
和伸长。

　　比如这个病例，男11岁，主诉是前牙不齐。患者要求不拔牙排齐。在不拔牙排齐时出现
前牙唇倾。而且后牙伸长，由于后牙支点效应下颌出现顺时针旋转。下前牙唇倾，由于上下
前牙的覆盖关系，唇倾的下前牙会导致下颌被迫后退（图1-1—图1-4）。因此很多不拔牙矫
治的患者矫治中会抱怨嘴变突了，下巴变小了。

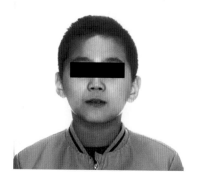
A. 初始软组织正面照

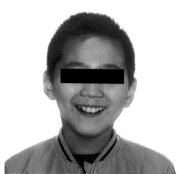
B. 初始软组织正面微笑照

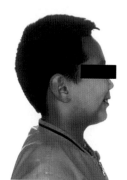
C. 初始软组织侧面照

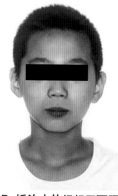
D. 矫治中软组织正面照

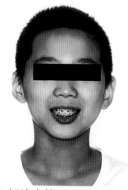
E. 矫治中软组织正面微笑照

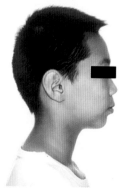
F. 矫治中软组织侧面照

图1-1　矫治初期和矫治中面相，可见随着前牙唇倾，上颌前突，下颌后缩

*不拔牙排齐 如果没有向后的力量控制 会导致前牙唇倾

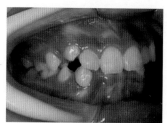
A. 初始口内右侧面照

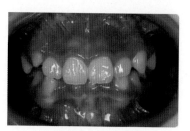
B. 初始口内正面照

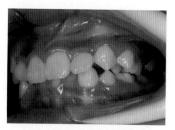
C. 初始口内左侧面照

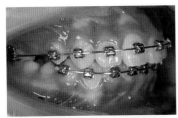 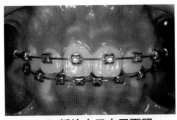 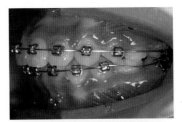

D. 矫治中口内右侧面照　　　　　E. 矫治中口内正面照　　　　　F. 矫治中口内左侧面照

图1-2　随着前牙排齐，上下前牙唇倾（一）

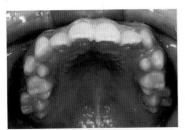 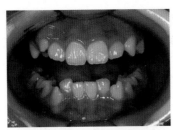 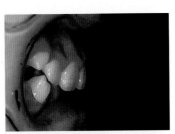

A. 初始口内上颌𬌗面照　　　　B. 初始口内正面开𬌗照　　　　C. 初始口内前牙覆𬌗覆盖照

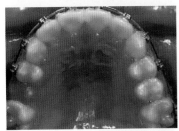 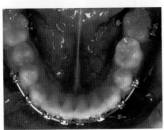 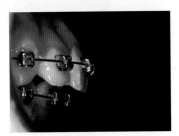

D. 矫治中口内上颌𬌗面照　　　E. 矫治中口内下颌𬌗面照　　　F. 矫治中口内前牙覆𬌗覆盖照

图1-3　随着前牙排齐，上下前牙唇倾（二）

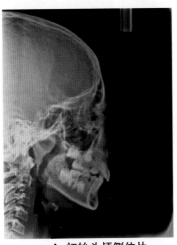 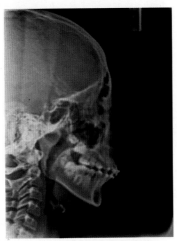

A. 初始头颅侧位片　　　　　　　　B. 矫治中头颅侧位片

图1-4　矫治初期和矫治中头侧对比可见，随着前牙排齐，上下前牙出现唇倾。
尤其下前牙唇倾之后，上牙对下牙的压迫作用导致下颌处于被迫后退位置，出现下颌后缩面型

　　防止不拔牙排齐过程中出现前牙唇倾，下颌向下向后旋转的有效的解决办法是：在排齐的过程中，给牙齿一个向后的力量。这个向后的力量通常来自于：

　　（1）口外弓；

　　（2）种植支抗。

1. 使用口外弓施加矫治中向后的力量

口外弓的作用：引导矫治力量向后（图1-5、图1-6）。

（1）强支抗；

（2）引导矫治力向后，防止前牙唇倾；

（3）限制上颌过度生长；

（4）提醒患者配合，帮助正畸医生规避风险。

具体口外弓制作方法请参阅本作者主编的《儿童错𬌗畸形早期矫治》。

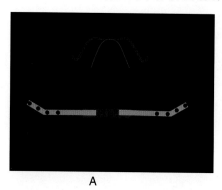

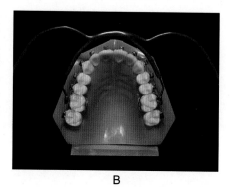

A   B

图1-5　口外弓模式图

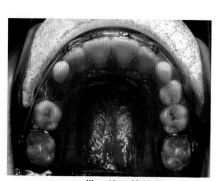

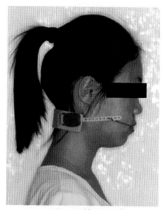

A. 带口外弓管的带环　　　　　B. 口外弓颈带

图1-6　口内带环与口外弓颈带

关于口外弓的使用：

临床经验表明，口外弓比较适合儿童。10岁以下的孩子或者一些生长发育期的女孩子比较听话，这些孩子是口外弓的最佳使用者。但是生长发育期的13—16岁的孩子通常不会认真佩戴口外弓。有一种情况尤其值得我们警惕：那些不认真配合使用口外弓的孩子和家长，每次复诊都会有各种理由说明为什么没好好戴口外弓。一旦进入矫治后期，孩子的前牙排齐了，但是嘴突了。孩子和家长会立刻选择性忘记之前自己不佩戴口外弓的各种理由，很容易把责任归咎到正畸医生的身上。因此，一旦发现口外弓佩戴效果不好，明智的正畸医生应该迅速放弃口外弓，转而使用种植支抗，或者与病人家长严肃地约谈：将不拔牙矫治方案转为拔牙矫治。我的病人中，口外弓使用良好的病人应该不到40%。大多数的不拔牙病例都要使用种植支抗。

前牙Ⅱ度拥挤，生长发育期，患者家长要求不拔牙矫治。

矫治方案：不拔牙排齐，上颌口外弓推磨牙向后扩弓。

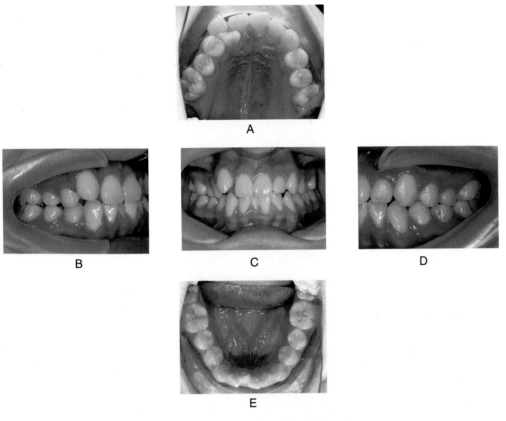

图1-7　初始口内照片，前牙Ⅱ度拥挤

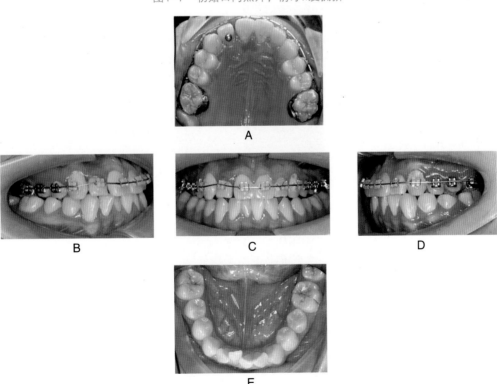

图1-8　不拔牙，口外弓控制前牙，防止前牙唇倾

2. 使用种植支抗在矫治中施加向后的力量

儿童的骨质密度较低，推荐使用粗一点的种植钉：ϕ1.6mm×8mm是首选，如果此种植钉脱落，可以考虑使用ϕ1.6mm×10mm。临床经验表明：增加种植钉的长度要比增加种植钉的粗度更有利于增强二次种植钉的稳定性。

成人的种植钉（上颌种植钉）：ϕ1.2mm×8mm是首选，遇到骨皮质薄的病人，可以考虑使用ϕ1.4mm×10mm。

· 关于种植钉植入的植入方法，如何增强种植钉植入的稳定性，请参阅本书第四章。

· 上颌种植支抗：上颌种植支抗最佳植入方法是斜行植入颊侧皮质骨（图1-9）。细小的种植钉要比粗的种植钉更易于植入颊侧皮质骨。颊侧骨量有时候集中在根尖区，因此，种植钉脱落之后的二次植入增加长度要比增加粗度更有利于稳定。但是，有一些病例，上颌颊侧皮质骨很薄，此时只能将种植钉插在邻牙之间。

· 下颌种植支抗：ϕ1.5mm×10mm是首选，下颌游离软组织比较多，下颌种植钉理想位置通常在下颌第一磨牙和第二磨牙之间。此位置不容易清洁，容易造成食物堆积继发感染。种植钉头部在口腔内露出得越多越有利于清洁。此处的颊侧皮质骨量比较好，适合种植支抗几乎平行于牙齿长轴植入（图1-10）。

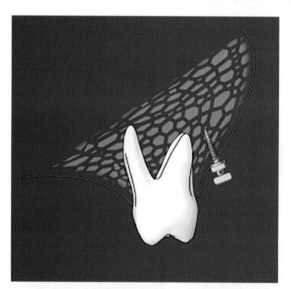

图1-9　上颌种植支抗最佳植入方法是
斜行植入颊侧皮质骨

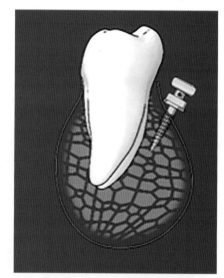

图1-10　下颌磨牙颊侧皮质骨量多的情况下，
下颌种植支抗可以平行于磨牙长轴植入

给予牙齿一个向后的力量，在这个前提下，不拔牙矫治使用的弓丝顺序是：

上颌弓丝序列为14镍钛、18镍钛、18不锈钢丝、1622不锈钢丝。

下颌弓丝序列为14镍钛、18镍钛、1925镍钛、1725不锈钢丝、1925不锈钢丝。

在镍钛丝阶段，每次复诊，均从种植支抗系橡皮线控制尖牙位置，给予尖牙远中向后的力量。进入不锈钢丝阶段，使用100g定力拉簧加种植支抗控制尖牙位置。

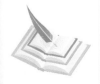

具体的弓丝与种植支抗向后的力量匹配关系是：

如果主弓丝为14镍钛、18镍钛、18不锈钢丝，在种植支抗上使用橡皮线拉尖牙远中（图1-11—图1-15）；

如果主弓丝为1622不锈钢，或者之上的硬度钢丝，在种植支抗上使用100g定力拉簧。

之所以如此强调弓丝的硬度和种植支抗加力的方式，是由于种植支抗加力的副作用。种植支抗的拉力会对牙列产生垂直向分力，如果主弓丝过软，而种植支抗拉力过大会造成牙弓变形，双尖牙区增宽，单侧殆平面倾斜。

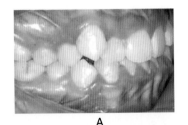 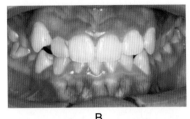 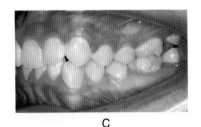

A B C

图1-11 前牙不齐，上下中线不正，前牙深覆殆

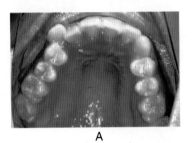 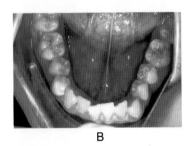

A B

图1-12 上颌单侧尖牙颊侧阻生，下前牙拥挤

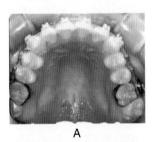

A

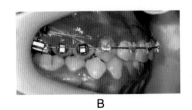 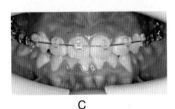 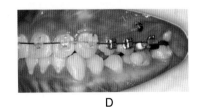

B C D

图1-13 种植支抗橡皮线控制尖牙，引导前牙排齐矫治力量向后

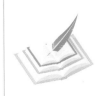

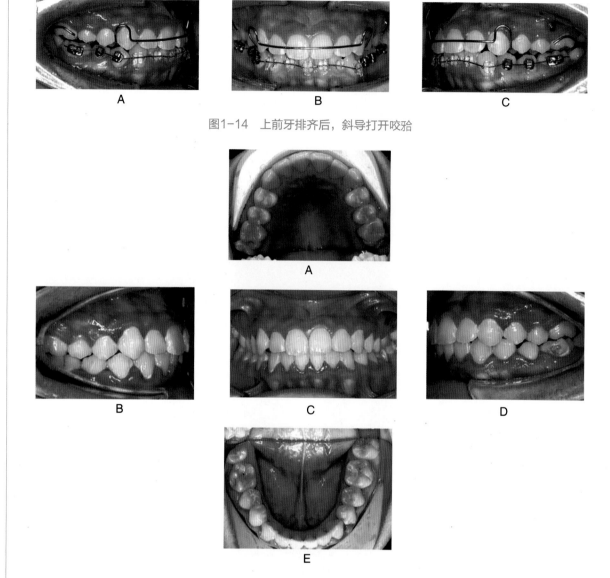

图1-14　上前牙排齐后，斜导打开咬殆

图1-15　前牙排齐，保持直立，覆殆覆盖正常

一　不拔牙矫治技术中需要注意的几个问题

（一）在间隙获得之前要松松地结扎弓丝

关于弓丝排齐牙齿的矫治机理，有两个思路：

（1）将弓丝结扎入槽沟内，利用弓丝本身的形变产生的弹性，拉动牙齿到正确的位置。

（2）将弓丝作为牙齿移动的轨道，使用松结扎，弹性牵引拉动牙齿到正确的位置。我们推荐使用弓丝的轨道作用，而不是弓丝的弹性。使用弓丝的轨道特性要求将弓丝尽快过渡到硬丝。硬丝有利于稳定牙弓形态，有利于对牙列垂直向控制。

不拔牙矫治，排齐前牙很容易会造成前牙唇倾。究其原因是牙弓内间隙不够。因此排齐之前需要在牙列内获得间隙，也就是说排齐前牙应该在获得间隙之后。我们建议在间隙获得之前要松松地结扎弓丝。对弓丝松结扎不仅可以降低弓丝与托槽之间的摩擦力，还可以防止排齐前牙时出现过度唇倾斜。

（二）尽快过渡到较粗较硬的弓丝，早期控制牙弓形态

在镍钛丝阶段早期给牙齿远中方向的力量，可以加快前牙排齐速度，缩短治疗时间，防止前牙唇倾。副作用是牙弓形态容易变形（通常会出现后牙段颊倾）。因此需要尽快过渡到较粗较硬的弓丝（18不锈钢丝以上的弓丝），早期控制牙弓形态。

上颌种植支抗远中移动后牙时，要求主弓丝足够硬，才可以防止外力造成的弓丝形变。此外种植支抗也会对上颌后牙段产生压入的效应，引起上颌后牙段颊倾。有效的解决方法是：

（1）使用方丝比如1622不锈钢丝控制牙弓形态。

（2）弓形在双尖牙区缩窄。

（3）来自种植支抗的力量要轻，与弓丝硬度相匹配。比如，主弓丝为镍钛丝时，使用橡皮线；主弓丝为不锈钢丝时，使用100g定力拉簧。

（4）上颌腭侧种植支抗纠正后牙颊倾。

（5）上下双尖牙区交互牵引。

（三）关于弓丝的末端处理

使用种植支抗不拔牙排齐前牙，其牙齿移动方式是后牙列远中倾斜。类似于MEAW远中移动后牙的原理，因此弓丝末端要切平，不要回弯。如此有利于后牙远中倾斜，增加牙弓长度。临床上为了防止弓丝末端不回弯可能会出现弓丝偏移，有必要在弓丝前部使用阻止管固定弓丝位置。

（四）关于牙弓宽度的控制

临床经验表明：牙弓宽度与前牙突度密切相关。后部牙弓狭窄通常伴随前牙突出，后部牙弓增宽可以促进前牙内收（图1-16、图1-17）。因此临床上，牙弓狭窄的病例，在排齐阶段如果忽略扩大后部牙弓形态，矫治力的导向通常是唇倾前牙。

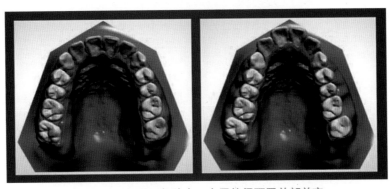

图1-16　牙弓后部狭窄，容易使得牙弓前部前突

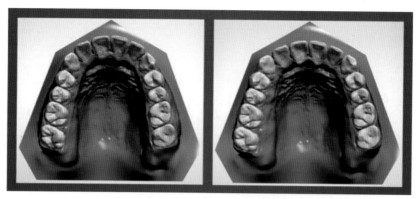

图1-17　牙弓后部增宽，可以使得牙弓前部内收

扩弓的方法：

（1）在年轻恒牙列阶段使用RPE扩弓配合口外弓。

上颌扩弓有利于牙列远中移动，毕竟牙槽骨的形态是前窄后宽，磨牙远中移动伴随着牙弓宽度增加。因此如果使用口外弓对上牙列施加远中向力时，RPE可以促进磨牙向后（图1-18—图1-20）。

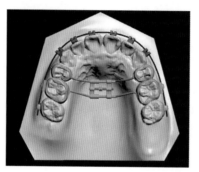

图1-18　上颌RPE模式图

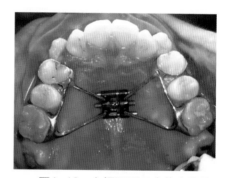

图1-19　上颌RPE口内临床照片

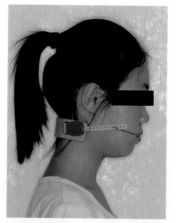

图1-20　颈带式口外弓推磨牙向后扩弓

（2）四眼簧扩弓。

解决上颌牙弓狭窄的方法是上颌四眼簧或者RPE。但是，四眼簧不能和口外弓联合使用，因为口外弓很容易造成四眼簧带环脱落。四眼簧扩弓比较适合与种植支抗一起使用。临床有一个细节要注意就是弓丝末端的处理。弓丝末端平齐、不回弯可以确保牙弓扩大时弓丝本身对牙齿移动没有限制（图1-21—图1-24）。

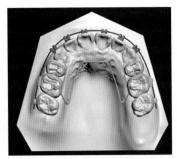

图1-21　上颌四眼簧扩弓模式图

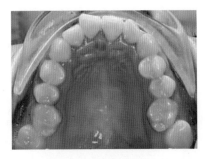

图1-22　上颌牙弓狭窄

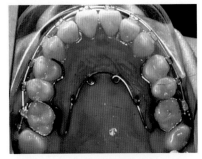

图1-23　上颌四眼簧扩弓矫治中

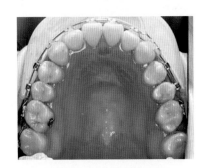

图1-24　上颌四眼簧扩弓后

（3）弓丝扩弓。

弓丝扩弓的动力来源就是牙列内的拥挤，尤其上尖牙的颊侧阻生（图1-25—图1-27）。

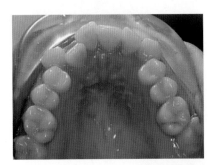

图1-25　上颌牙弓狭窄、上颌尖牙颊侧阻生

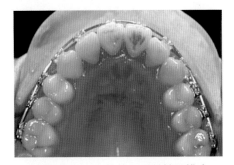

图1-26　上颌使用弓丝扩弓排齐

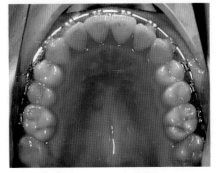

图1-27　随着排齐，上颌牙弓增宽，颊侧阻生解除

（4）适用于下颌扩弓的方法：Mulligan overlay 辅弓。

下颌牙弓狭窄，比较适合使用 ϕ 0.7mm钢丝制作Mulligan 辅弓扩弓（图1-28—图1-30）。

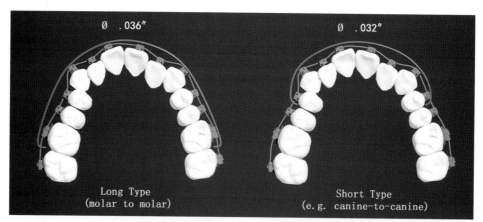

图1-28　定点扩弓模式图（Mulligan overlay 辅弓）

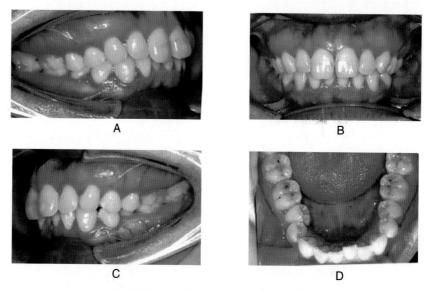

图1-29　下颌牙弓狭窄，下后牙舌倾

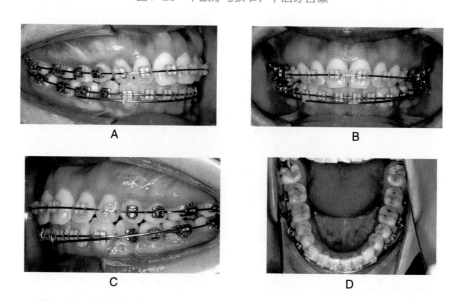

图1-30　下颌使用φ0.7mm钢丝制作Mulligan 辅弓扩弓，增宽下牙弓宽度

二　不拔牙矫治如何获得牙弓内间隙

不拔牙矫治如何获得牙弓内间隙（在口外弓、种植支抗或者颌间牵引向后的力量控制下）：

（1）后牙段，34567远中直立。研究表明，每远中直立5°，就会在牙齿近中产生1.5mm的间隙（图1-31）。尖牙和后牙段的远中倾斜，延续到切牙段就是冠舌倾斜的负转矩，防止前牙唇倾。

（2）纠正Ⅱ类上颌磨牙的近中腭向扭转也可以在磨牙近中产生1—3mm间隙（图1-32）。

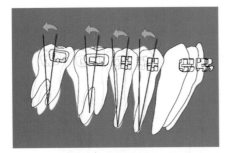

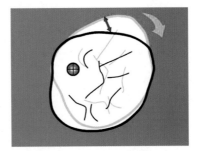

图1-31　远中直立后牙，可以在牙弓内产生间隙　　　图1-32　纠正磨牙近中扭转可以在磨牙的近中获得间隙

（3）扩弓可以获得间隙，一般来说，后部牙弓宽度每增加1mm，在牙弓内产生0.7mm间隙（图1-33）。

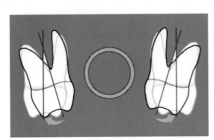
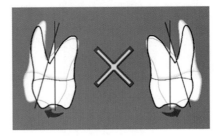

图1-33　扩弓可以在牙弓内获得间隙

（4）拔除智齿有利于磨牙远中移动，可以加速后牙段远中移动，增速1/3（图1-34）。

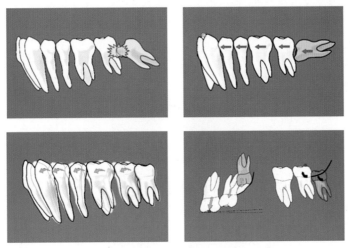

图1-34　拔除智齿，促进后牙段远中移动

（5）邻面去釉质（片切）。

有一些病人对片切比较敏感，甚至拒绝。片切之前的医患沟通尤为重要，这是片切的前提。

下颌邻面去釉质的时机：下前牙不齐时，在排齐之前进行邻面去釉。注意不要在拥挤的牙齿之间进行片切，容易造成牙体组织过多缺损，要在拥挤附近的正常排齐的牙齿之间进行片切获得间隙，之后将间隙转移到拥挤处。

上颌邻面去釉的时机：在上前牙排齐之后。

学界对釉质的厚度有着深入广泛的研究。研究表明：

①远中釉质厚度比近中釉质厚度要厚，男女性别没有差异。

②下颌前牙邻面去釉的釉质磨除量不能准确定量。因为在下颌切牙区，釉牙骨质界的釉质最薄，到切端釉质厚度渐进性增加。釉质的厚度和牙冠的长度并无关联。

③每半侧的下颌牙弓都有大约5—10mm的釉质量。假如进行50%的釉质磨除，那么前磨牙和磨牙可以提供9.8mm的额外间隙用来排齐下颌牙齿，研究中有95%的患者能够通过下颌磨牙和前磨牙的邻面去釉获得7.3mm的间隙（图1-35）。

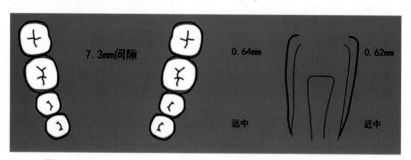

图1-35　通过下颌磨牙和前磨牙的邻面去釉获得7.3mm的间隙

④下颌切牙的近中面釉质厚度平均为0.62mm，切牙远中面釉质平均厚度为0.64mm。一个下颌切牙的平均宽度为5.5mm，如果近中和远中各磨除0.25mm，这大约只占牙齿宽度的10%。

⑤虽然学界对釉质厚度有很多研究，但是没有随机临床试验的结果证明多少的釉质磨除量是安全的。既没有研究指出邻面去釉是绝对安全的，也没有研究指出在邻面去釉后会产生什么样的病理性的刺激性结果。如此说来就要靠临床经验了，一般来说，邻面磨除0.25mm的釉质，应是绝对安全的。

⑥Zachrisson的里程碑意义的研究报道：谨慎细致的邻面去釉不会导致病理性的损伤，总之，我们的建议是邻面去釉之后必须进行高度的抛光（图1-36、图1-37）。

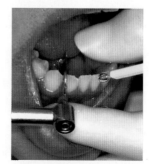

图1-36　使用专用的片切机动沙条

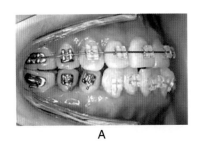
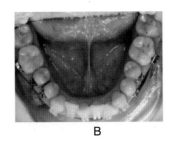
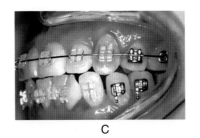

A　　　　　　　　　　　B　　　　　　　　　　　C

图1-37　通过片切在下牙弓内获得间隙用于前牙排齐

三　不拔牙矫治如何获得前牙牙冠舌倾的负转矩（直立上前牙）

（1）上前牙MBT的数据分别是+17°、+10°，是冠唇向转矩。临床上换到方丝的时候会产生不希望的牙冠唇倾。我们的办法是使用20不锈钢圆丝，或者1622不锈钢丝。圆丝或者细的不锈钢方丝不会产生使牙齿唇倾的转矩。在此基础上，使用种植支抗远中移动尖牙获得间隙用于排齐拥挤扭转的前牙。待到前牙排齐之后，继续使用种植支抗对尖牙施加远中向的力量，同时使用橡皮链将3-3连续结扎。这种方法可以使前牙内收直立（图1-38、图1-39）。

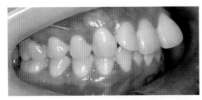

图1-38　上前牙唇倾，伴随拥挤

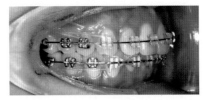

图1-39　上颌种植支抗使用橡皮线远中移动尖牙，在前牙区获得间隙，用于前牙排齐

（2）当弓丝换到18不锈钢丝硬度之上后，在尖牙远中系橡皮线，将橡皮线压在前牙3-3的切端，可以产生非常有效的使前牙舌倾的负转矩（图1-40、图1-41）。其原理是：在两侧尖牙远中系橡皮线加力，首先压迫弓丝缩窄，随之前牙段弓丝唇向移动，在托槽槽沟位置处产生唇向的力量，同时橡皮线压入的力量作用于托槽的切端产生舌向的力量，这两种方向相反的作用于牙齿的力量形成牙冠舌向的力偶，即是使前牙牙冠舌倾的负转矩。这种方法的副作用是橡皮线的力量容易造成尖牙近中扭转。解决方案是继续保持种植支抗远中牵引尖牙，或者从磨牙对尖牙施加远中向力量。

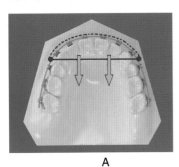
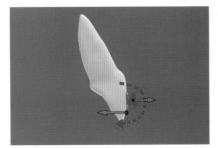

A　　　　　　　　　　　B

图1-40　在尖牙远中系橡皮线，将橡皮线压在前牙3-3的切端，产生使前牙舌倾的负转矩模式图

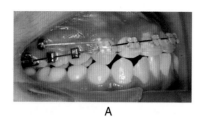
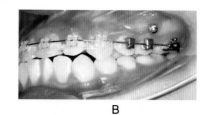

A　　　　　　　　　　　　　　B

图1-41　在上颌种植支抗的辅助下，在尖牙远中系橡皮线，将橡皮线压
在前牙3-3的切端，产生使前牙舌倾的负转矩

（3）将前牙3-3托槽倒置，上前牙分别是-17°，-10°和0°。尖牙的转矩是0°也要倒置的原因是：尖牙托槽上的远中牙龈向的牵引钩倒置之后位于近中殆向。尖牙托槽牵引钩的位置变化可以随时提示前牙3-3托槽倒置，主弓丝为1725不锈钢丝或者1925不锈钢丝（图1-42）。

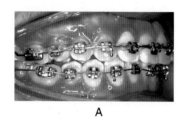
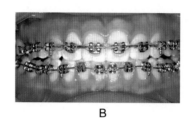
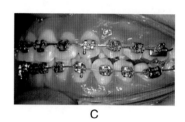

A　　　　　　　　　　　B　　　　　　　　　　　C

图1-42　将上前牙托槽倒置，主弓丝为不锈钢方丝时，在前牙区获得负转矩保持上前牙直立

四　不拔牙矫治技术中保持下前牙直立的重要意义

下前牙拥挤的病例，如果使用镍钛丝排齐，没有远中向后的力量的控制，会导致下前牙唇倾。下前牙唇倾后，由于前牙覆盖的作用，会导致下颌向下向后旋转。因此临床上会观察到，随着牙齿的排齐，下颌反而后缩（图1-43—图1-45）。

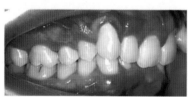
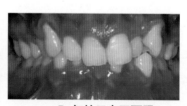
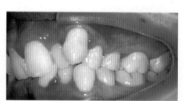

A. 初始口内右侧面照　　　　B. 初始口内正面照　　　　C. 初始口内左侧面照

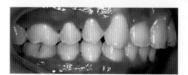
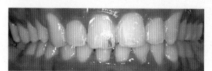
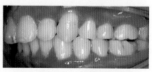

D. 矫治后口内右侧面照　　　E. 矫治后口内正面照　　　F. 矫治后口内左侧面照

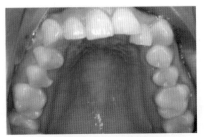

G. 初始口内上颌𬌗面照

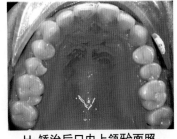

H. 矫治后口内上颌𬌗面照

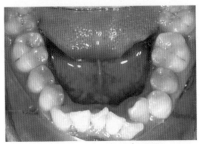

I. 初始口内下颌𬌗面照

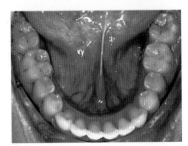

J. 矫治后口内下颌𬌗面照

图1-43　前牙拥挤，Ⅲ度深覆𬌗，不拔牙排齐

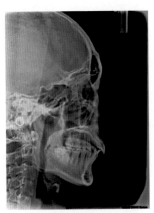

图1-44　下前牙排齐时，没有远中向后的力量控制，导致下前牙唇倾

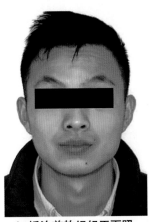

A. 矫治前软组织正面照

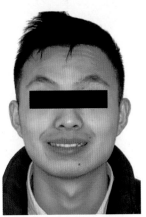

B. 矫治前软组织正面微笑照

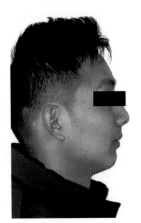

C. 矫治前软组织侧面照

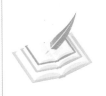

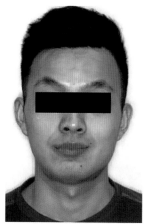
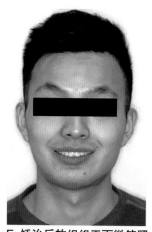
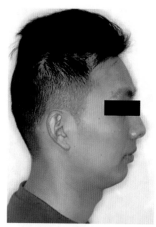

D. 矫治后软组织正面照　　E. 矫治后软组织正面微笑照　　F. 矫治后软组织侧面照

图1-45　下前牙唇倾后，由于前牙覆盖的作用，导致下颌向下向后旋转

　　因此，Tweed在很多年前强调的下前牙直立的理念至今依然非常重要。不拔牙矫治很容易造成前牙唇倾，尤其是下前牙唇倾，咬殆关系会发生错乱。左右侧下牙弓唇倾程度不一致导致牙弓形态不对称，随之会带来颜面部偏斜。可以很肯定地说：矫治中确保下前牙直立是获得良好面型和良好上下牙列咬殆关系的关键。为了确保下前牙直立，需在矫治中施加向后的力量或者下牙列中做必要的片切。

　　对下颌下牙列施加远中向力量的临床常用方法通常有三种：

　　（1）下颌唇挡（图1-46）；

　　（2）下颌种植支抗（图1-47）；

　　（3）Ⅲ类牵引（图1-48）。

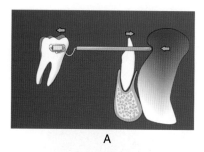
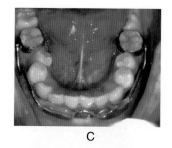

A　　　　　　　　　　　B　　　　　　　　　　　C

图1-46　下颌唇挡

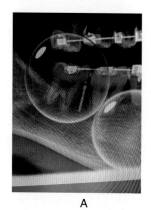
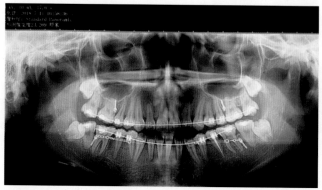

A　　　　　　　　　　　　　　B

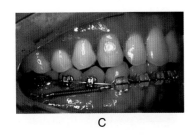
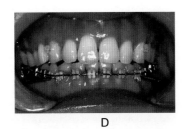
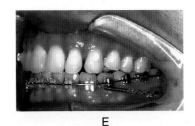

C　　　　　　　　　　　D　　　　　　　　　　　E

图1-47　下颌种植支抗整体内收下前牙

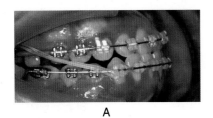
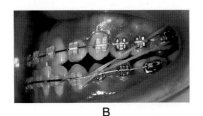

A　　　　　　　　　　　　　　　B

图1-48　Ⅲ类牵引直立下前牙

五　不拔牙矫治如何获得面型的变化

不拔牙矫治技术可以改变面型。

拔牙矫治通常是获得面型变化的最佳方法。但是，如果病人存在严重的牙周问题，比如牙槽骨高度太低，牙根吸收，或者病人的要求就是不拔牙。因此临床医生不得不采用不拔牙矫治的方法，试图改变面型。我们的经验表明：应给予足够长的矫治时间30—35个月（图1-49—图1-52）。

（1）拔掉上下智齿。

（2）控制好上前牙转矩和上前牙垂直高度（压入内收上前牙）。

（3）控制好下颌后部𬌗平面角度（Ⅱ类病例，需要将下颌后部𬌗平面变平；Ⅲ类需要将下颌后部𬌗平面加深，增加向前向下的倾斜角度）。

（4）充分直立下前牙。

接下来的问题就是不拔牙矫治的方法可以替代拔牙矫治吗？不拔牙前牙可以内收多少呢？非常遗憾，我没办法回答这个问题，有人说不拔牙前牙可以内收的限度是3.5mm，但是我看到的内收距离大于3.5mm。目前还不能确定地回答这两个问题。希望日后的临床大量病例能最终给出明确的答案。可以肯定的是：不拔牙矫治能改变面型，但需要足够长的治疗时间，而且不拔牙矫治疗程远超过拔牙矫治的时间。

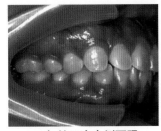
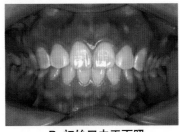
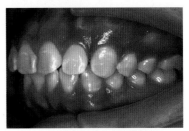

A. 初始口内右侧面照　　　　　　B. 初始口内正面照　　　　　　C. 初始口内左侧面照

图1-49　初始口内像，未见明显拥挤

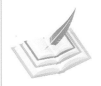

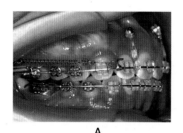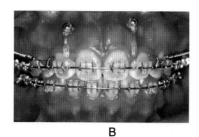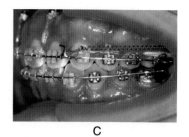

A　　　　　　　　　　B　　　　　　　　　　C

图1-50　上颌种植支抗整体内收上前牙，上前牙区种植支抗在上前牙整体内收的同时压入上前牙，防止舌倾。同时通过上颌种植支抗做Ⅲ类牵引直立下前牙；整平下颌后部牙合平面

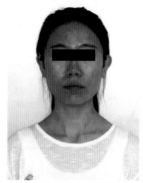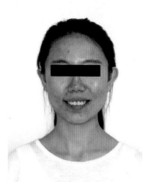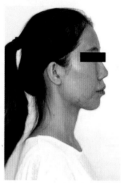

A. 矫治前软组织正面照　　　B. 矫治前软组织正面微笑照　　　C. 矫治前软组织侧面照

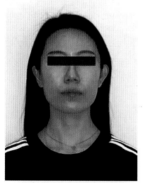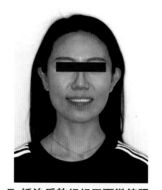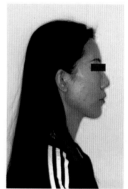

D. 矫治后软组织正面照　　　E. 矫治后软组织正面微笑照　　　F. 矫治后软组织侧面照

图1-51　矫治前后面型对比，直立内收上下前牙，面型得到良好改善

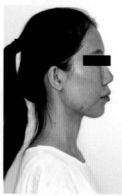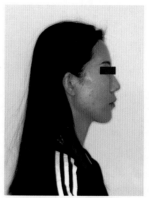

A. 矫治前软组织侧面照　　　　　B. 矫治后软组织侧面照

图1-52　矫治后面型改善良好

六　整体内收上下前牙的矫治要点

（一）整体内收上前牙

（1）上前牙唇倾时，需要直立内收上前牙（舌倾内收）：种植支抗的拉力施加在上尖牙托槽上，上尖牙3-3橡皮链连续结扎（图1-53）。主弓丝为18不锈钢丝，加热呈茶色。

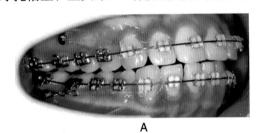
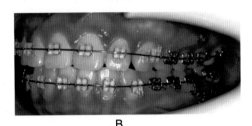

图1-53　种植支抗的拉力施加在上尖牙托槽上，上尖牙3-3橡皮链连续结扎。舌倾内收上前牙

（2）上前牙轻度唇倾，需要直立上前牙同时牙根也内收（整体内收）：上颌主弓丝为1622不锈钢丝或者1725不锈钢丝，使用短牵引钩，种植支抗在短牵引钩上加力（图1-54）。

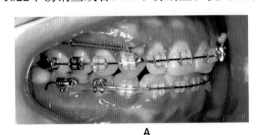
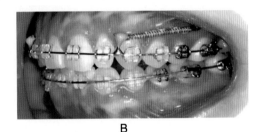

图1-54　上颌主弓丝为1622不锈钢，使用短牵引钩，上颌种植支抗配合使用定力拉簧整体内收上前牙

（3）上前牙直立时，内收上前牙重点在于腭向移动牙根（控根内收）：在侧切牙远中放置7mm长牵引钩（图1-55）。主弓丝为1622不锈钢丝，加热呈茶色。种植支抗在长牵引钩上加力，控制上前牙内收时的转矩。如果上前牙内收时舌倾，会压迫下前牙后退，下颌顺时针旋转，颏部后缩。因此上前牙内收控制转矩丢失尤为重要。

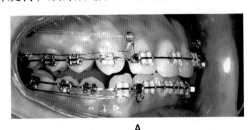
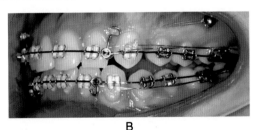

图1-55　上颌主弓丝为1622不锈钢，使用7mm长牵引钩，上颌种植支抗配合使用

定力拉簧整体控根内收上前牙

（4）直立的上前牙内收时，即便使用了7mm长牵引钩，有时候上前牙依然有舌倾的趋势，可以在弓丝上加适度的摇椅。主弓丝为1622不锈钢丝，加热呈茶色。或者在上前牙根方

植入种植支抗，压低上前牙（图1-56）。使用这种方法的适应症是上前牙有露龈笑。如果没有露龈笑，过分压低上前牙，导致上前牙过短。患者微笑时就会显得衰老。

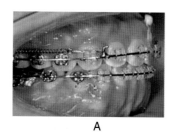 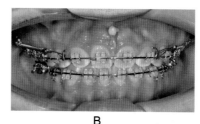 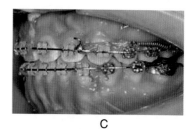

A   B   C

图1-56 上前牙根方植入种植支抗，压低上前牙，同时增加上前牙内收时对前牙转矩的控制

（二）使用下颌种植支抗整体内收下前牙

下颌种植支抗的位置最好在下颌67之间的位置。下颌种植支抗处于低位，对下颌弓丝平面可以产生压入的力量。下前牙内收时，同样也要注意转矩控制。希望下前牙直立，种植支抗定力拉簧加载到下尖牙托槽上，下尖牙3-3橡皮链连续结扎。希望下前牙整体内收，种植支抗定力拉簧加载到下颌弓丝的牵引钩上（图1-57）。

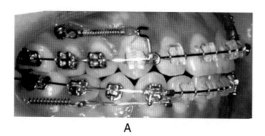 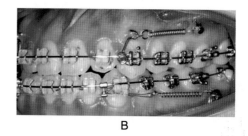

A   B

图1-57 种植支抗拉簧固定在主弓丝的牵引钩上，使用上下后牙区种植支抗整体内收上下前牙

（三）上下种植支抗对弓丝后部有压入的作用

矫治中会出现上下后牙呈现开𬌗状态（图1-58）。上下后牙远中倾斜伴随后牙压低。下颌后部𬌗平面因此变平，有利于促进下颌位置前伸。前牙覆盖达到正常之后，矫治后期可以在后牙开𬌗区使用𬌗间牵引解决后牙开𬌗。

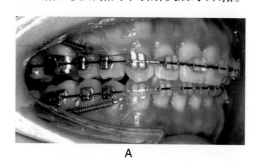 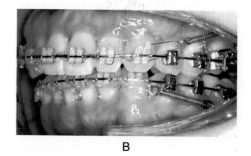

A   B

图1-58 上下种植支抗对弓丝后部有压入的作用，因此矫治中会出现上下后牙呈现开𬌗状态。矫治后期可以在后牙开𬌗区使用𬌗间牵引解决后牙开𬌗

七　前牙反𬌗不拔牙矫治要点

（1）上前牙3-3托槽倒置，利用托槽倒置之后的负转矩直立上前牙。

（2）下颌种植支抗最佳位置在下颌67之间，下颌种植支抗植入后种植支抗的头部越接近主弓丝平面越好，这样可以减少由于种植支抗的位置较低造成的对后牙段的压入效应。

（3）升高下颌后牙，建立后牙支撑，去除下前牙内收反𬌗解除后出现的前牙咬𬌗创伤。必要时在弓丝上弯制台阶曲升高后牙。

（4）如果反𬌗矫治后，前牙成浅覆盖，建议使用FRⅢ功能保持。

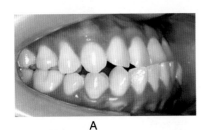 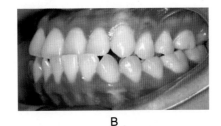

A　　　　　　　　　　　　　B

图1-59　初始：前牙反𬌗

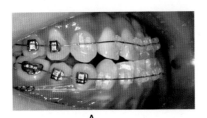 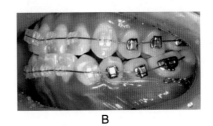

A　　　　　　　　　　　　　B

图1-60　下颌种植支抗，排齐，内收下前牙

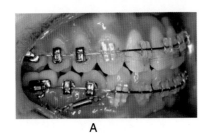 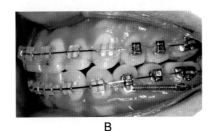

A　　　　　　　　　　　　　B

图1-61　内收下前牙，解除前牙反𬌗

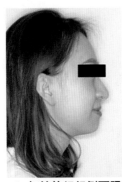 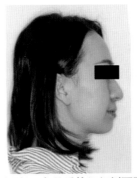

A. 初始软组织侧面照　　　B. 矫治13个月后软组织侧面照

图1-62　下前牙内收后，下唇前突面型获得改善

八 不拔牙矫治病例

病例1

女，15岁，面型良好；前牙中度拥挤，家长要求不拔牙排齐。

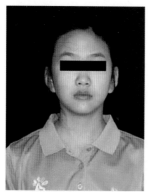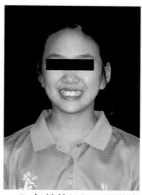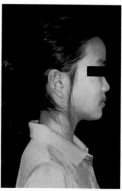

A. 初始软组织正面照   B. 初始软组织正面微笑   C. 初始软组织侧面照

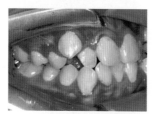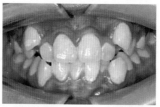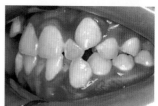

D. 初始口内右侧面照   E. 初始口内正面照   F. 初始口内左侧面照

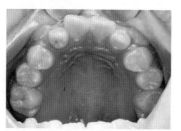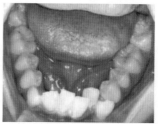

G. 初始口内上颌殆面照   H. 初始口内下颌殆面照

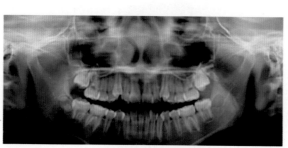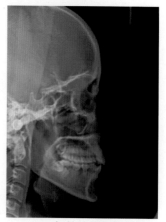

I. 初始曲面断层片   J. 初始头颅侧位片

头侧曲断检查时，上下前牙位置基本正常，高角

图1-63　初始资料，可见患者面型良好，口内上下前牙Ⅱ度拥挤

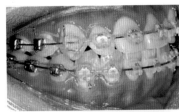
A. 矫治中口内右侧面照

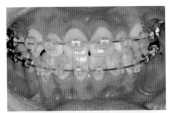
B. 矫治中口内正面照

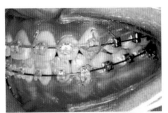
C. 矫治中口内左侧面照

图1-64　使用上下种植控制上下尖牙位置，给予牙列远中向后的力量，排齐前牙，并保持直立位置

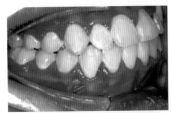
A. 矫治后口内右侧面照

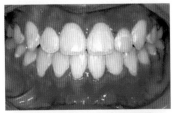
B. 矫治后口内正面照

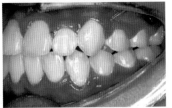
C. 矫治后口内左侧面照

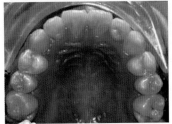
D. 矫治后口内上颌𬌗面照

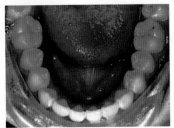
E. 矫治后口内下颌𬌗面照

图1-65　矫治后，前牙排齐，前牙位置保持直立，覆𬌗覆盖正常

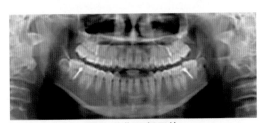
矫治后曲面断层片

图1-66　曲断上可见上下四颗种植支抗

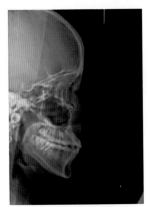
矫治后头颅侧位片

图1-67　头侧上可见：矫治后上下前牙位置未见明显唇倾

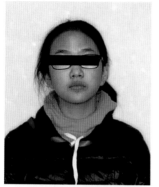
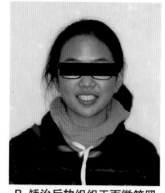
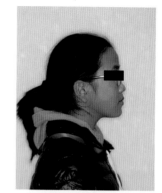

A. 矫治后软组织正面照　　　　B. 矫治后软组织正面微笑照　　　　C. 矫治后软组织侧面照

图1-68　矫治后，面型保持良好

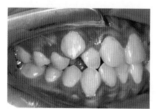
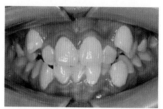
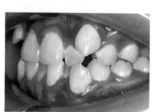

A. 初始口内右侧面照　　　　B. 初始口内正面照　　　　C. 初始口内左侧面照

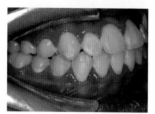
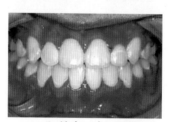
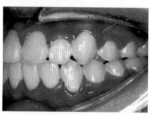

D. 结束口内右侧面照　　　　E. 结束口内正面照　　　　F. 结束口内左侧面照

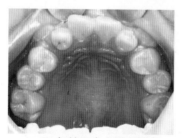
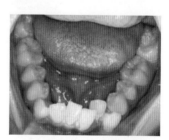

G. 初始口内上颌𬌗面照　　　　H. 初始口内下颌𬌗面照

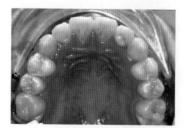
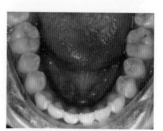

I. 结束口内上颌𬌗面照　　　　J. 结束口内下颌𬌗面照

图1-69　矫治前后对比，直立下前牙排齐，解除拥挤

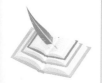

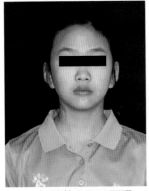
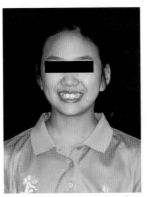
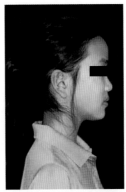

A. 初始软组织正面照　　　B. 初始软组织正面微笑照　　　C. 初始软组织侧面照

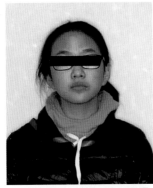
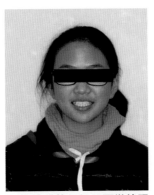
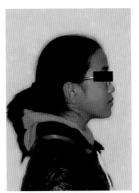

D. 矫治后软组织正面照　　　E. 矫治后软组织正面微笑照　　　F. 矫治后软组织侧面照

图1-70　矫治前后面型对比，面型保持良好

病例2

女，33岁，前牙不齐，上前牙牙根短；上颌尖牙颊侧阻生。

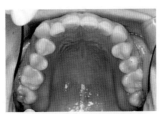

A. 初始口内上颌殆面照

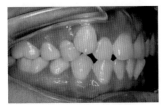
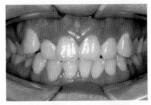
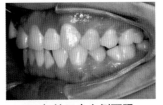

B. 初始口内右侧面照　　　C. 初始口内正面照　　　D. 初始口内左侧面照

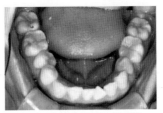

E. 初始口内下颌殆面照

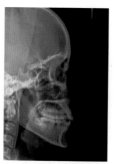

F. 初始头颅侧位片

头侧可见上下前牙位置基本正常，均角

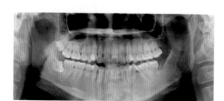

G. 初始口内曲面断层片

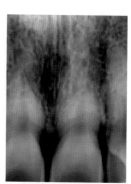

H. 初始上颌前牙根尖片

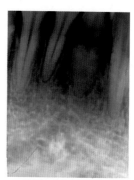

I. 初始下颌前牙根尖片

曲断和根尖片可见：上前牙牙根短，牙根吸收2/3

图1-71　初始资料，口内表现上下前牙Ⅰ度拥挤，X光片：均角，上前牙牙根吸收2/3

矫治方案：不拔牙排齐；由于上前牙牙根有吸收，因此上前牙暂不受力。远中移动上颌后牙获得间隙，用于前牙排齐。

2个月

上颌种植支抗远中移动磨牙，为排齐前牙创造间隙。

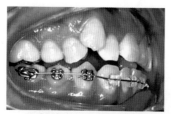

A. 矫治中口内右侧面照

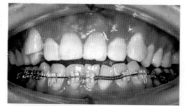

B. 矫治中口内正面照

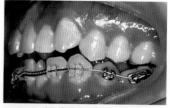

C. 矫治中口内左侧面照

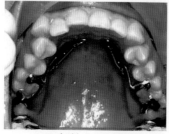

D. 初始上颌殆面照

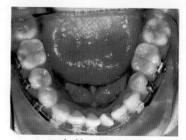

E. 初始下颌殆面照

图1-72　上下颌使用种植支抗远中移动磨牙，创造间隙

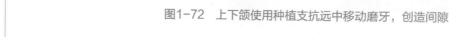

6个月

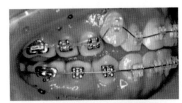 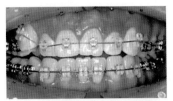 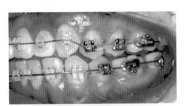

A. 矫治中口内右侧面照　　　　　B. 矫治中口内正面照　　　　　C. 矫治中口内左侧面照

图1-73　获得前牙间隙后，排齐前

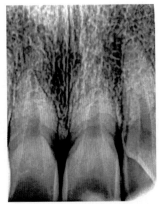 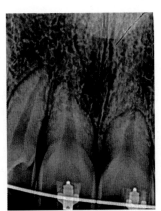

A. 矫治前　　　　　　　　　　　B. 矫治后

图1-74　矫治中检查上前牙牙根，未见明显的牙根吸收（矫治14个月后拍根尖片比较观察牙根情况）

17个月

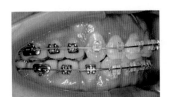 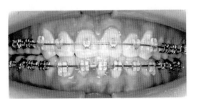 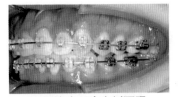

A. 矫治中口内右侧面照　　　　　B. 矫治中口内正面照　　　　　C. 矫治中口内左侧面照

图1-75　上前牙排齐

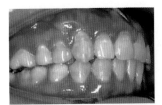 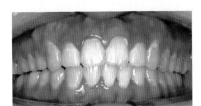 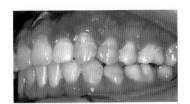

A. 矫治后口内右侧面照　　　　　B. 矫治后口内正面照　　　　　C. 矫治后口内左侧面照

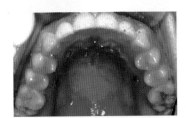 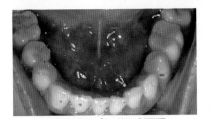

D. 矫治后口内上颌𬌗面照　　　　　E. 矫治后口内下颌𬌗面照

图1-76　完成矫治

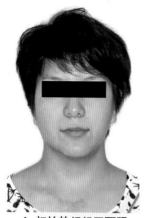

A. 初始软组织正面照

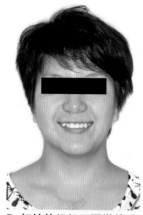

B. 初始软组织正面微笑照

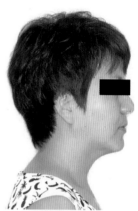

C. 初始软组织侧面照

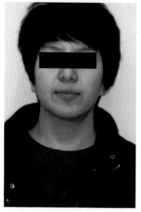

D. 结束软组织正面照

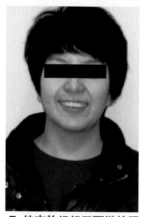

E. 结束软组织正面微笑照

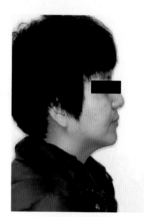

F. 结束软组织侧面照

图1-77　矫治结束后面型保持良好

病例3

女，22岁，前牙不齐，后牙阻生，患者要求不拔牙矫正排齐。

主诉：牙不齐，下颌后牙阻生。

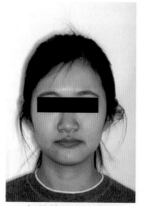

A. 初始软组织正面照

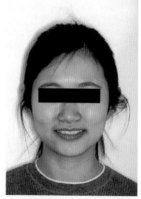

B. 初始软组织正面微笑照

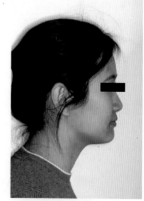

C. 初始软组织侧面照

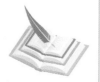

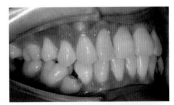

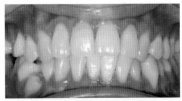

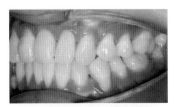

D. 初始口内右侧面照　　　　　　　E. 初始口内正面照　　　　　　　F. 初始口内左侧面照

口内检查见右下后牙近中倾斜，第二双尖牙近中阻生

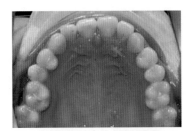

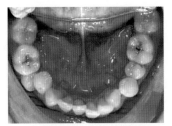

G. 初始口内上颌殆面照　　　　　　H. 初始口内下颌殆面照

图1-78　初始资料，下颌前牙I度拥挤，右下5近中阻生

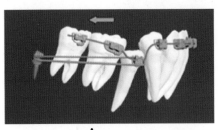

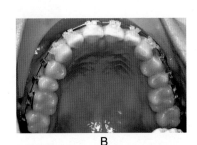

A　　　　　　　　　　　　　　　　B

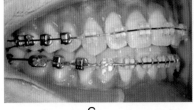

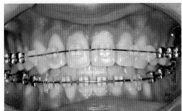

C　　　　　　　　　　　　　　　　D

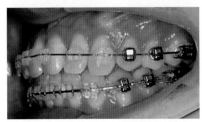

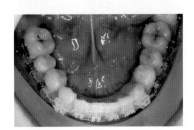

E　　　　　　　　　　　　　　　　F

图1-79　矫治方案：不拔牙，下颌种植支抗远中直立。

下颌后牙获得间隙，排齐前牙，解除后牙阻生

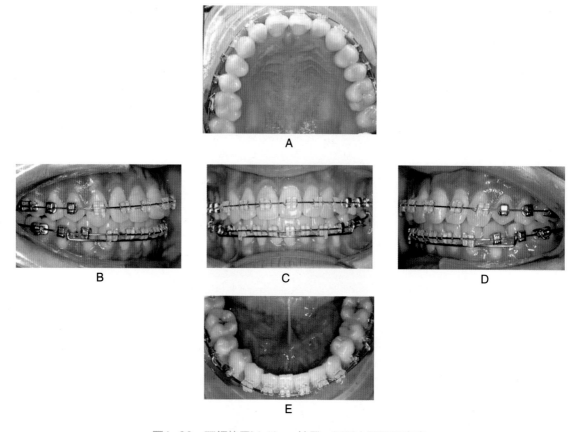

图1-80　下颌使用Mulligan扩弓，匹配上下牙弓宽度

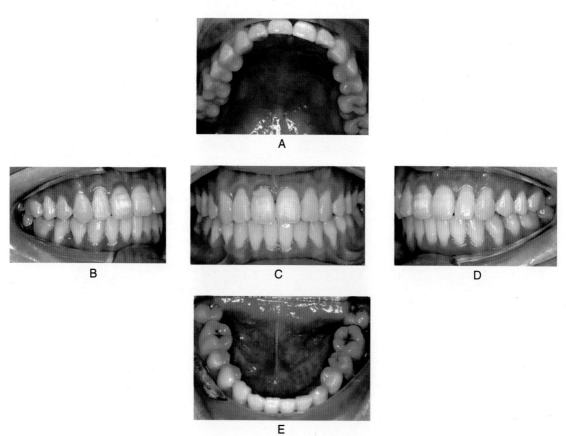

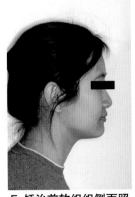

F. 矫治前软组织侧面照

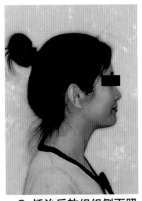

G. 矫治后软组织侧面照

不拔牙排齐，直立后牙，面型良好

图1-81　矫治后，前牙保持直立排齐，后牙直立，正常覆𬌗覆盖

病例4

女，30岁，前牙不齐，中度拥挤，覆𬌗覆盖正常。

主诉：牙不齐。

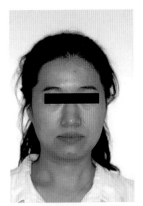

A. 初始软组织正面照

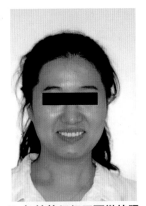

B. 初始软组织正面微笑照

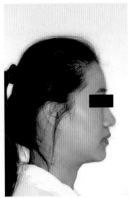

C. 初始软组织侧面照

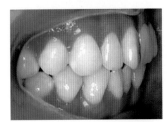

D. 初始口内右侧面照

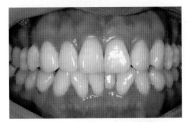

E. 初始口内正面照

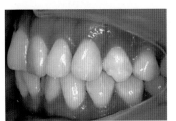

F. 初始口内左侧面照

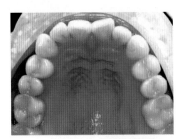

G. 初始口内上颌𬌗面照

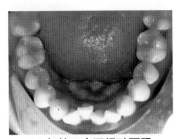

H. 初始口内下颌𬌗面照

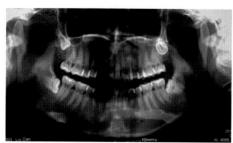
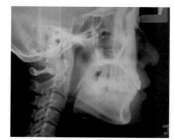

I. 初始曲面断层片 | J. 初始头颅侧位片

头侧曲断见上下前牙位置正常，均角

图1-82　初始资料，下颌前牙Ⅱ度拥挤，X光片：前牙基本直立于基骨，均角

矫治方案：上颌种植支抗整体内收上前牙，在必要的片切辅助下排齐下牙，防止下前牙唇倾。

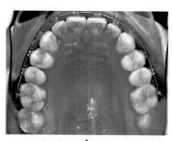

A

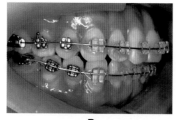
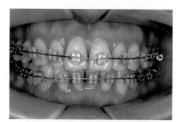
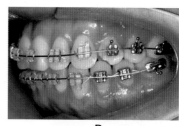

B | C | D

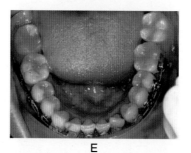

E

图1-83　5个月后

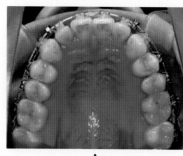

A

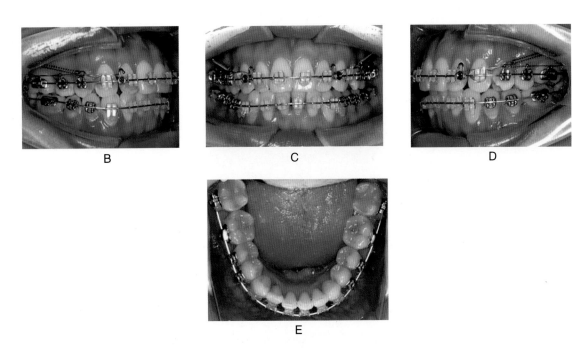

图1-84 10个月后上颌种支抗整体内收上前牙

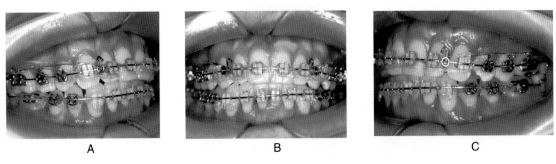

图1-85 21个月后上下前牙切端放置橡皮线获得负转矩直立前牙

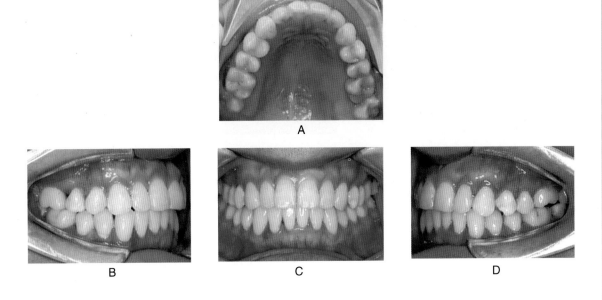

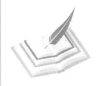

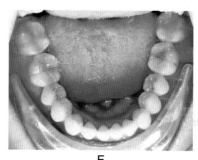

E

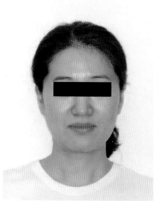 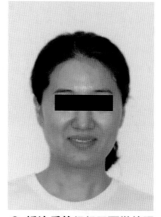 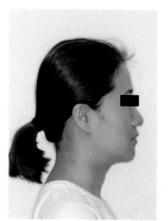

F. 矫治后软组织正面照　　　　G. 矫治后软组织正面微笑照　　　　H. 矫治后软组织侧面照

矫治后面型良好

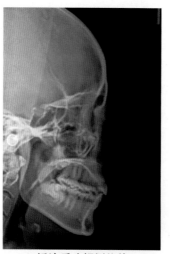 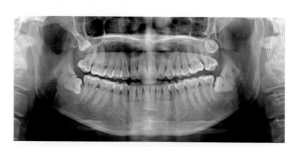

I. 矫治后头颅侧位片　　　　　　　　　J. 矫治后曲面断层片

矫治后头侧曲断见，上下前牙位置正常

图1-86　22个月矫治结束后，上下前牙保持直立，覆𬌗覆盖正常

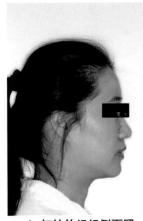

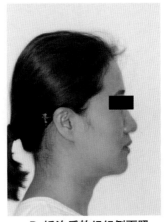

A. 初始软组织侧面照　　　　　　B. 矫治后软组织侧面照

图1-87　不拔牙排齐，面型保持良好，轻度内收

病例5

女，25岁，主诉上前牙突，嘴突。

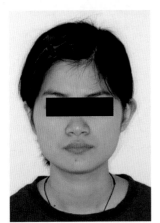

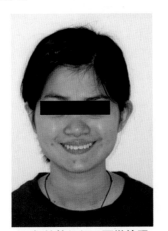

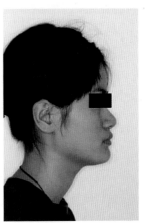

A. 初始软组织正面照　　　B. 初始软组织正面微笑照　　　C. 初始软组织侧面照

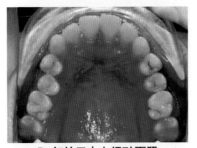

D. 初始口内上颌殆面照

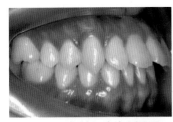

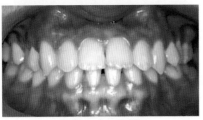

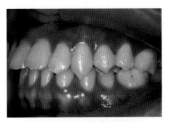

E. 初始口内右侧面照　　　　F. 初始口内正面照　　　　G. 初始口内左侧面照

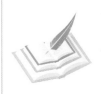

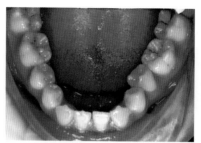

H. 初始下颌殆面照

上前牙唇倾，下前牙缺失两个中切牙，深覆盖

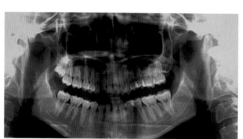

I. 初始曲面断层片

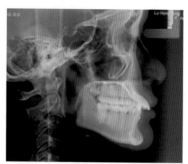

J. 初始头颅侧位片

头侧见：低角，骨性Ⅰ类，上前牙唇倾，颏部前突

图1-88　初始资料，上前牙唇倾，两侧下前牙缺失，深覆盖。X光片显示：低角，颏部前突

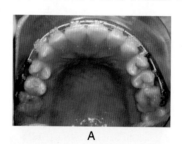

A

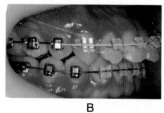

B

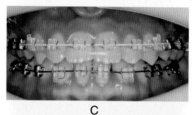

C

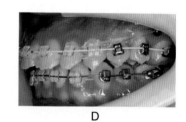

D

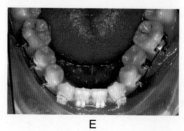

E

图1-89　考虑到患者为低角，面下1/3矮，拔牙会导致垂直高度降低，不利于面型改善。

因此矫治方案为不拔牙整体内收前牙，后牙升高，增加垂直高度。

促进下颌向下向后旋转，减小下颌颏部突出

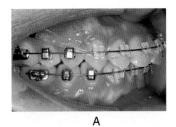 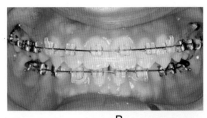 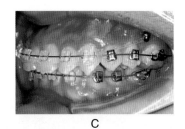

A　　　　　　　　　　B　　　　　　　　　　C

图1-90　上颌种植支抗，橡皮线内收上前牙，上颌18不锈钢丝。

前牙区橡皮线位于托槽切端，形成负转矩直立上前牙

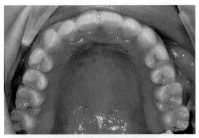

A. 矫治后上颌殆面照

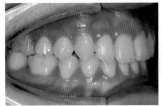 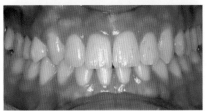 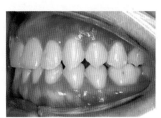

B. 矫治后口内右侧面照　　　C. 矫治后口内正面照　　　D. 矫治后口内左侧面照

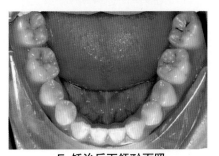

E. 矫治后下颌殆面照

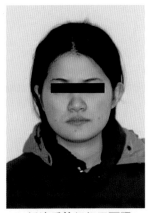 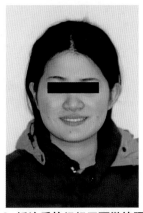 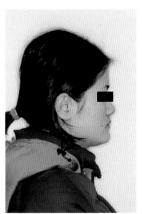

F. 矫治后软组织正面照　　　G. 矫治后软组织正面微笑照　　　H. 矫治后软组织侧面照

矫治后面型改善良好，下颌颏部前突程度减小

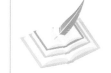

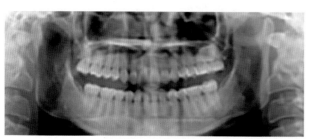

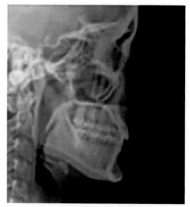

I. 矫治后曲面断层片

J. 矫治后头颅侧位片

头侧见上前牙直立，后牙升高，下颌向后向下旋转

图1-91　下颌换到1925不锈钢丝

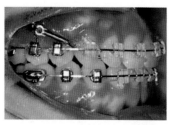

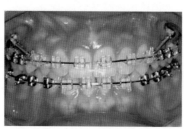

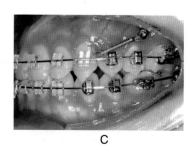

A

B

C

图1-92　一年半矫治后，上前牙直立，前牙覆盖正常

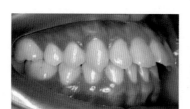

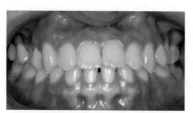

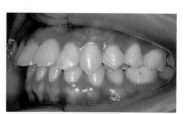

A. 矫治前口内右侧面照

B. 矫治前口内正面照

C. 矫治前口内左侧面照

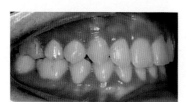

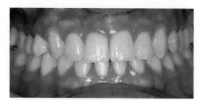

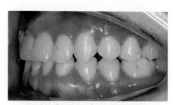

D. 矫治后口内右侧面照

E. 矫治后口内正面照

F. 矫治后口内左侧面照

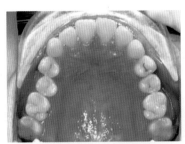

G. 矫治前口内上颌殆面照

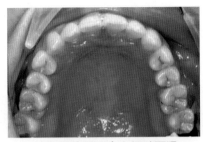

H. 矫治后口内上颌殆面照

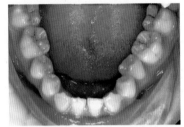

I. 矫治前口内下颌殆面照

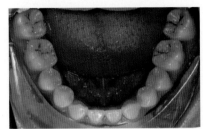

J . 矫治后口内下颌殆面照

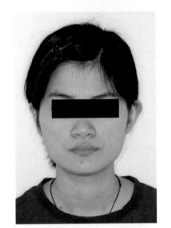

K. 矫治前软组织正面照

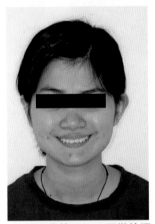

L. 矫治前软组织正面微笑照

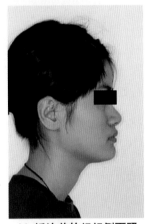

M. 矫治前软组织侧面照

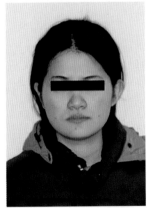

N. 矫治后软组织正面照

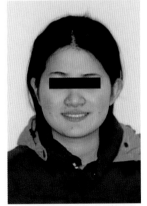

O. 矫治后软组织正面微笑照

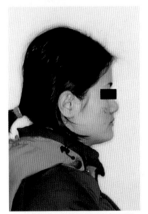

P. 矫治后软组织侧面照

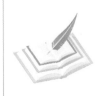

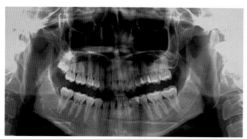
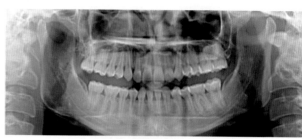

Q. 矫治前曲面断层片   R. 矫治后曲面断层片

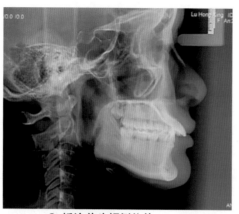
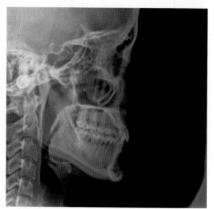

S. 矫治前头颅侧位片   T. 矫治后头颅侧位片

图1-93　矫治前后对比，前牙充分直立，达到正常覆𬌗、覆盖。X光片显示，后牙升高，颏部向后向下顺时旋转。面型得到良好改善

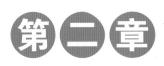

拔牙矫治技术

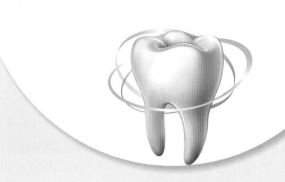

拔牙矫治中最容易出现的问题是：

（1）前牙转矩丢失，出现严重的舌倾；

（2）后牙支抗丢失；

（3）出现严重的深覆殆。

究其主要原因：牙齿的阻抗中心通常位于牙根的根尖1/3处，施加在托槽上的矫治力在牙冠位置容易造成牙冠的倾斜移动。前后牙的倾斜移动通过主弓丝连在一起，就形成常说的过山车效应（图2-1、图2-2）。

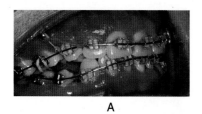 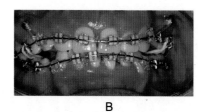 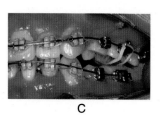

A   B   C

图2-1　临床上拔牙矫治中常见的覆殆加深，上前牙舌倾，后牙近中倾斜，支抗丢失

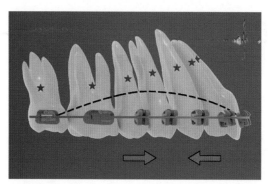

图2-2　施加在托槽上的矫治力在牙冠位置容易造成牙冠的倾斜移动。

前后牙的倾斜移动通过主弓丝连在一起，就形成常说的过山车效应

为了解决这些问题，我们根据临床经验重新设计了拔牙矫治程序。

举例如下为后牙强支抗病例的拔牙矫治程序。

（1）强支抗使用种植支抗；

（2）常规使用上颌TPA（横腭杆）。

我们推荐的矫治程序是：

第一阶段：排齐，整平。

第二阶段：控制前牙转矩，关闭间隙。

第三阶段：调整咬殆。

一　第一阶段：排齐，整平

如果前牙拥挤，需要远中移动尖牙，为排齐前牙创造间隙。

首先从种植支抗上系橡皮线拉尖牙向远中（图2-3、图2-4），目的就是把拔牙间隙转移到拥挤的前牙区，排齐前牙。橡皮线的力量是50—100g。下颌6是中等支抗，不使用种植支抗。上颌弓丝顺序为14镍钛、18镍钛、1725镍钛、1622不锈钢丝；下颌弓丝顺序为14镍

钛、18镍钛、1725镍钛、1725不锈钢丝。

MBT矫治技术中建议使用结扎丝远中移动尖牙。我们的临床经验是：如果主弓丝是镍钛丝，使用橡皮线远中移动尖牙。如果主弓丝是不锈钢丝，使用橡皮链远中移动尖牙。

早期种植支抗橡皮线远中移动尖牙。

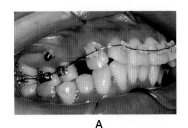 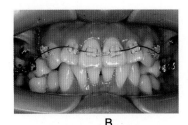 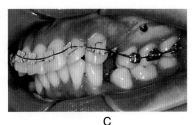

图2-3　从种植支抗上系橡皮线拉尖牙向远中，目的就是把拔牙间隙转移到拥挤的前牙区，排齐前牙

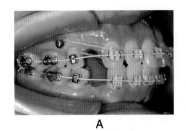 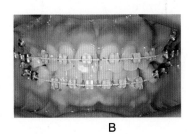 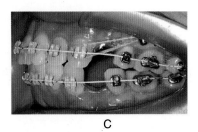

图2-4　如果主弓丝是镍钛丝，使用橡皮线远中移动尖牙，排齐前牙

（一）尖牙远中移动的时间点控制

上颌前牙段拥挤的病例，在矫治之初，镍钛丝排齐及时用种植支抗橡皮线远中移动尖牙，从而获得间隙排齐前牙。前牙段拥挤解除之后，尖牙3-3使用橡皮链连续结扎。

下颌尖牙从矫治之初就开始使用橡皮线系在6的颊钩和尖牙托槽之间，远中移动尖牙为前牙拥挤获得间隙，排齐下前牙。在镍钛丝阶段，使用橡皮线远中移动尖牙。

有一些前牙严重拥挤的病例，镍钛丝橡皮线可能排齐的力量不够，建议使用18不锈钢丝，在下颌6颊管近中弯制停止曲，橡皮链远中移动尖牙，结扎圈弹性结扎排齐前牙（图2-5）。

总之，前牙拥挤解除之后，尖牙远中移动即停止。

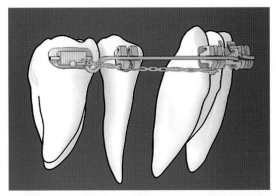

图2-5　下前牙拥挤严重，使用18不锈钢丝，在下颌6颊管近中弯制停止曲，

橡皮链远中移动尖牙，结扎圈弹性结扎排齐前牙

（二）关于后牙支抗设计

理论上，后牙支抗根据后牙可近中移动的范围分为强支抗（后牙前移不超过1/3）、中等支抗（后牙可前移1/2）、弱支抗（后牙可前移超过2/3）（图2-6）。

临床最简洁的后牙支抗需求的鉴别指标是：分析前牙矫治前位置和矫治后位置的差异大小。也就是说矫治前后前牙三维位置变化越大，后牙支抗需求也就越大。

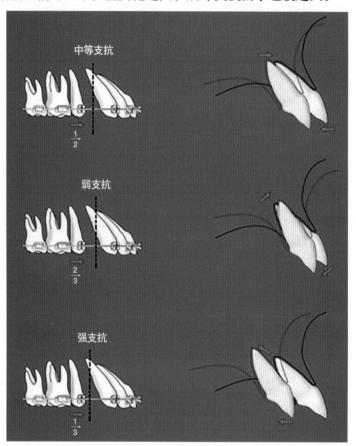

图2-6　根据后牙可近中移动的范围分为强支抗（后牙前移不超过1/3），

中等支抗（后牙可前移1/2），弱支抗（后牙可前移超过2/3）

（三）支抗预备的具体临床方法

上颌6如果不加任何辅助装置，就是弱支抗。

上颌6装配TPA之后，就是中等支抗。

上颌使用种植支抗，或者良好地配合使用口外弓就是强支抗。

下颌6如果不加任何辅助装置，就是中等支抗。

下颌使用种植支抗，就是强支抗。

（四）如何评价磨牙的支抗

上颌6通常是弱支抗，也就是说如果没有任何辅助装置的前提下，上颌6很容易近中，颊向倾斜。这是拔牙病例中后牙咬殆关系错乱和前牙段内收时转矩控制失控的主要原因。上颌6位于上颌牙槽骨后部，骨组织密度低，此外上颌6的牙根形态——一个粗大的腭根和两个颊根，很容易在矫治力的作用下出现近中舌向扭转。因此拔牙病例中如果想获得中等支抗，需要使用TPA控制上颌6位置。

下颌6通常是中等支抗，因为下颌6有两个粗大的近远中扁根，不容易发生扭转，而且下颌骨骨质密度大，坚硬。

（五）关于TPA

TPA的作用是能够稳定上颌磨牙三维位置。

一般来说，拔牙矫治的目的是为了内收唇倾的前牙，垂直向控制𬌗平面，或者解除前牙拥挤。这些情况我们都认为矫治中需要后牙为强支抗，通常都需要使用TPA（图2-7—图2-9）或者种植支抗。

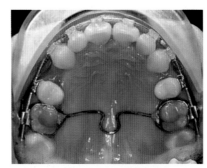

TPA是推荐的拔牙矫治技术中常规使用的增强支抗的方法。在矫治力的作用下上颌磨牙支抗丢失表现为磨牙近中倾斜，颊向倾斜，近中扭转，磨牙宽度减小。TPA的作用是能够稳定上颌磨牙三维位置。

关于TPA使用中需要强调的关键点是：何时开始使用TPA？

左右两个上6的三维位置正确时才开始使用

图2-7 儿童TPA，可以使用带环焊接式TPA

TPA。由于上颌6的位置很难去评价其三维位置是否正确，我们临床常用的方法是：

（1）观察左右两个上颌6的颊侧面切线是否平行；

（2）上颌主弓丝更换到1725以上方丝一个月之后。满足以上两点即可认为两个上颌6三维位置正确。此时可以装配TPA，稳定两个上6的位置，设计成上颌中等后牙支抗。

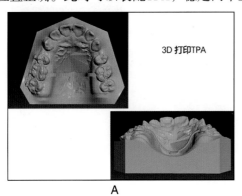

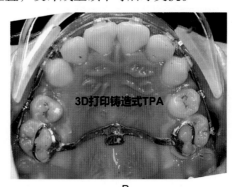

A

B

图2-8 成人TPA，我们建议使用3D计算机设计直接打印TPA，TPA距离腭黏膜2mm，更精准，舒适性更好

接下来很多人会说既然上颌使用了种植支抗，上颌TPA作为后牙的中等支抗，从矢状向支抗需要考虑，貌似可以省略TPA了。事实上并非如此。在种植支抗作用下的牙弓很容易产生形变，这也算是种植支抗的负作用。TPA可以非常好地稳定上颌牙弓形态，因此不能省略，成为拔牙矫治的标配。

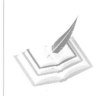

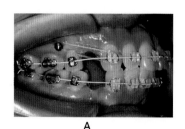
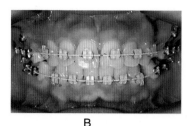
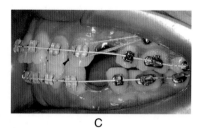

A   B   C

图2-9   主弓丝更换到18或者1725镍钛时，开始把7纳入矫治序列

二 第二阶段：关闭间隙

使用滑动法关闭间隙

如果上颌使用种植支抗滑动关闭间隙，建议的弓丝顺序是：

上颌弓丝顺序为14镍钛、18镍钛、1725镍钛、1622不锈钢丝。

下颌弓丝顺序为14镍钛、18镍钛、1725镍钛、1725不锈钢丝。

（一）关于使用主弓丝选择

在滑动关闭间隙的过程中使用种植支抗的副作用是种植支抗对弓丝产生垂直向分力，增加了弓丝与托槽槽沟之间的摩擦力。因此建议在上颌使用细的1622不锈钢丝减小弓丝与托槽槽沟之间的摩擦力。下颌由于皮质骨较硬，建议下颌使用1725不锈钢丝。

在滑动关闭间隙的过程中如果不使用种植支抗，上下颌的弓丝使用1925不锈钢丝（常见于青少年矫治）。

如果上前牙在关闭间隙之前呈唇倾状态，使用短的牵引钩滑动关闭间隙（图2-10）。如果上前牙在关闭间隙之前呈直立状态，常见于严重的骨性上颌前突。使用长牵引钩，对上前牙进行控根内收（图2-11）。

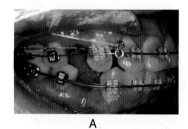
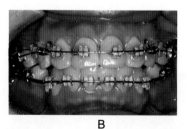
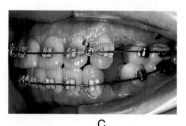

A   B   C

图2-10   如果上前牙在关闭间隙之前呈唇倾状态，使用短的牵引钩滑动关闭间隙

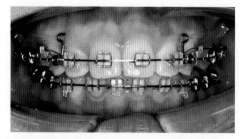

图2-11   如果上前牙在关闭间隙之前呈直立状态，使用长牵引钩，对上前牙进行控根内收

如果不使用种植支抗，滑动法关闭间隙。建议的弓丝顺序是：

上颌弓丝顺序为14镍钛、18镍钛、1925镍钛、1925不锈钢丝。

下颌弓丝顺序为14镍钛、18镍钛、1725镍钛、1925不锈钢丝。

有一些深覆𬌗严重的病例，需要打开咬𬌗时，可以把下颌弓丝更换到1925镍钛、1925不锈钢丝（图2-12）。

如拔牙（缺牙）间隙在磨牙区，建议使用1925不锈钢丝。磨牙在近中向力量的作用下容易出现近中倾斜，因此建议使用粗的不锈钢丝，比如1925不锈钢丝确保磨牙在移动过程中保持直立状态。

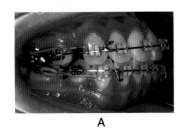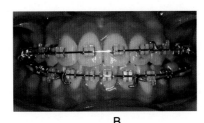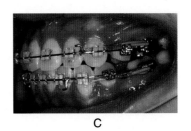

A　　　　　　　　　　B　　　　　　　　　　C

图2-12　不使用种植支抗时，滑动法关闭间隙的过程中使用1925不锈钢丝

（二）为什么使用不同粗细的不锈钢丝

主要因为摩擦力，摩擦力大导致滑动关闭间隙受阻。尤其使用种植支抗，垂直向分力会加重弓丝与托槽槽沟之间的压力，导致滑动关闭间隙时摩擦力增加。因此建议使用细的1622不锈钢丝减小弓丝与槽沟之间的摩擦力。

相对于成人，儿童的骨质密度较小，牙齿移动力量也相对较小。可以使用较粗的1925不锈钢丝，实现对牙弓宽度和垂直向的良好控制。

使用细的弓丝关闭间隙，虽然摩擦力减小了，但是前牙转矩控制效果是不是会差一些呢？

这是必须要回答的问题：虽然是细的不锈钢丝，但是依然会有良好的转矩控制能力。因为：（1）滑动关闭间隙时，向后的力量将细的不锈钢弓丝压入托槽的方槽沟内，方丝边缘的压力能够增加对前牙转矩的控制；（2）前牙段内收时转矩丢失，会伴随着前牙段伸长。弓丝加热变硬，可以防止前牙内收时弓丝发生形变（图2-13、图2-14）。硬的弓丝保持对前牙段垂直向控制，对前牙产生压入的力量，压入的力量在阻抗中心的唇侧，从而增加对前牙段转矩的控制。

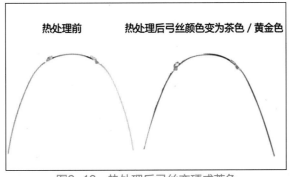

图2-13　热处理后弓丝变硬成茶色

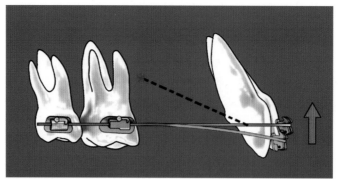

图2-14　经过热处理之后的硬丝，能够防止前牙转矩丢失出现的前部弓丝伸长形变，
在前牙转矩丢失时对上前牙表达出压入的力量，增加前牙转矩

（3）种植支抗和不锈钢丝前牙段的牵引钩可以使细的不锈钢丝发生形变，产生摇椅，对前牙段产生压入的力量，增加对前牙段内收时转矩的控制。种植支抗位置越高，弓丝上牵引钩位置越高，产生的弓丝形变越大，弓丝对前牙转矩控制力也就越大（图2-15、图2-16）。

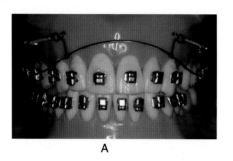
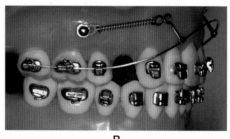

A　　　　　　　　　　　　　　　　　　B

图2-15　种植支抗位置越高，弓丝上牵引钩位置越高，产生的弓丝形变越大，
弓丝对前牙转矩控制力也就越大

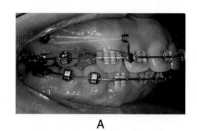
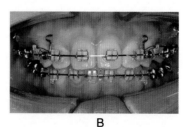
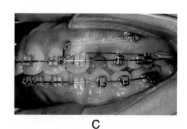

A　　　　　　　　　　　B　　　　　　　　　　　C

图2-16　临床示意图，种植支抗配合长牵引钩控制前牙转矩

（三）尖牙段整体内收

我们使用一步法关闭间隙，也就是尖牙段3-3整体内收。尖牙段整体内收的好处是：

（1）矫治中，不必要求尖牙中性关系，可以快速进入关闭间隙阶段，节省矫治时间。

（2）尖牙段成弧形牙弓，内收时可以防止前牙舌倾，有利于控制前牙转矩。

但是尖牙段整体内收的缺点是：比单独内收切牙段消耗后牙支抗。后牙支抗消耗丢失，会造成后牙近中倾斜，上后牙颊倾，下后牙舌倾。随之就会造成牙弓形态变形。上牙弓增宽，下牙弓狭窄，下颌位置后移，前牙覆盖增大。

临床上有效的解决办法是：上颌TPA（横腭杆）维持上颌磨牙宽度，下颌关闭间隙时主弓丝更换到1725不锈钢丝或者1925不锈钢丝，加热变硬，按照上颌牙弓形态弯制弓形作为下颌主弓丝。保持下颌弓丝后部增宽，防止下颌磨牙舌倾。有时候必要的后牙段交互牵引也能有效地直立下颌磨牙。

关闭间隙的力量为150—200g，为了减小操作误差，建议使用定力拉簧（图2-17）。

滑动关闭间隙的速度通常是每个月1—1.5mm。

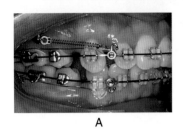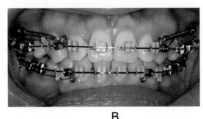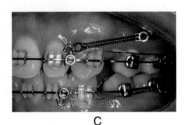

图2-17　150g定力拉簧关闭间隙

（四）弓丝形态的设定

不锈钢弓丝对牙弓形态起着决定性作用。上下牙之间的咬𬌗关系就是由上下弓丝形态和宽度匹配决定的。我们的临床经验是：首先根据牙弓形态MBT尖圆、方圆、卵圆三种形态选择适合的标准弓型。然后根据上颌的蜡颌记录重新调整牙弓形态。之后进行热处理到茶色。关闭间隙时，上下颌弓丝为同一弓型。由于上颌有TPA维持牙弓宽度，滑动关闭间隙时上颌弓型可以保持稳定不发生形变。但是下颌后牙容易出现舌倾，这是后牙支抗丢失的表现。因此增加下颌弓丝宽度可以防止下颌后牙舌倾。因此滑动关闭间隙时，我们使用相同的牙弓形态（图2-18）。

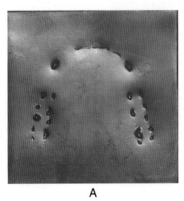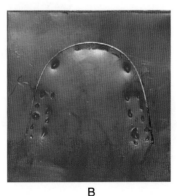

图2-18　按照上颌的蜡颌记录调整弓型，上下牙弓使用同一种弓型

（五）解决拔牙矫治中出现的深覆𬌗

拔牙矫治中最容易出现的问题是：

（1）前牙转矩丢失，出现严重的舌倾。

（2）后牙支抗丢失。

（3）出现严重的深覆𬌗。究其主要原因：牙齿的阻抗中心通常位于牙根的根尖1/3处，施加在托槽上的矫治力在牙冠位置容易造成牙冠的倾斜移动。前后牙的倾斜移动通过主弓丝

连在一起，形成常说的过山车效应（图2-19）。

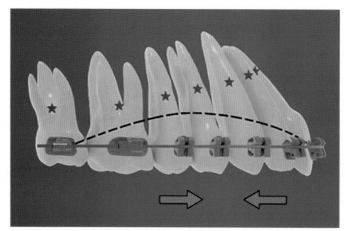

图2-19　前后牙的倾斜移动通过主弓丝连在一起，形成常说的过山车效应

拔牙矫治中出现深覆殆的原因通常是在排齐过程中出现前牙转矩丢失，后牙支抗丢失导致上后牙颊倾和下后牙舌倾。究其原因很多种，总结起来：

（1）排齐阶段用的丝过软。

（2）排齐阶段使用的力量太大。

因此矫治深覆殆的原则是：

（1）尽快过渡到不锈钢丝，增加对牙列垂直向控制力（图2-20、图2-21）。

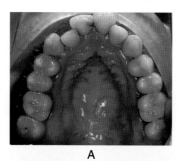

A

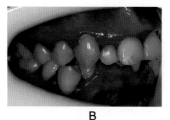

B

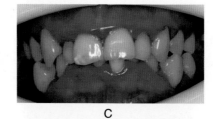

C

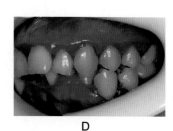

D

E

图2-20　前牙拥挤，伴深覆殆

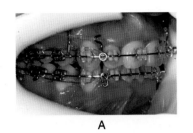 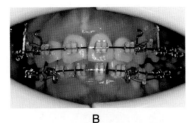 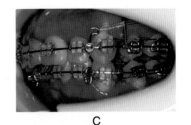

图2-21 不锈钢丝矫治深覆𬌗

（2）矫治力不超过200g。

（3）尽早把上下7纳入矫治序列。

（4）如果上前牙直立或舌倾，且伴有露龈笑，上颌弓丝换到1725不锈钢丝以上时，可以在上前牙区使用种植支抗垂直压入上前牙（图2-22）。

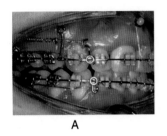 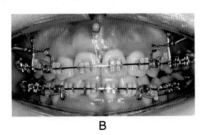 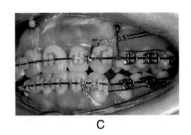

图2-22 上前牙种植支抗解决露龈笑同时矫治深覆𬌗

（5）下颌弓丝换到1925不锈钢丝，被动结扎三个月后，如果前牙深覆𬌗没有明显好转，需要在下颌弓丝上做0°转矩的摇椅。具体方法参见本书作者编写的《现代口腔正畸技术与临床思维》。

（6）保持后牙直立状态，因此上颌TPA，上下颌后牙的交互牵引十分必要。

（7）很顽固的深覆𬌗无法解决时，可以使用种植支抗压低下前牙（图2-23）。

（8）偶尔可以使用斜导，引导下颌前伸，促进后牙升高。

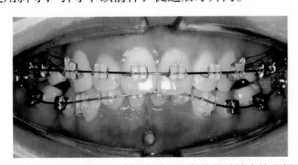

图2-23 很顽固的深覆𬌗无法解决时，可以使用种植支抗压低下前牙

（六）关于关闭间隙的一些临床细节问题讨论与总结

（1）使用种植支抗滑动关闭间隙，加载在弓丝上的垂直向的分力会增加摩擦力。为了减小摩擦力，使用细的不锈钢丝。上颌使用1622不锈钢丝，下颌使用1725不锈钢丝。

（2）由于上颌使用了较细的1622不锈钢丝，在矫治力的作用下弓丝容易形变，上颌磨牙出现颊倾，因此建议在拔牙病例中常规使用TPA稳定牙弓形态。为了防止出现垂直向过山车效应，要用足够硬的不锈钢丝，比如美国TP、3M、OT品牌的不锈钢丝。常规还要将弓丝加热变硬（图2-24）。

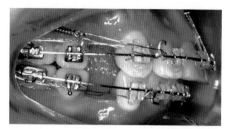

图2-24 上前牙唇倾时，内收上前牙使用短牵引钩。主弓丝加热变成茶色，增强弓丝硬度

（3）滑动关闭间隙过程中如果发生上前牙舌倾，垂直向前牙段会伸长。弓丝因此会变弯。硬的弓丝可以防止发生垂直向形变，也就是防止弓丝变弯。硬丝对内收时舌倾的前牙有压入的作用，这种压入的力量位于前牙段阻抗中心的唇侧，产生正转矩。

（4）如果上前牙在关闭间隙之前呈唇倾状态，使用短的牵引钩滑动关闭间隙。如果上前牙在关闭间隙之前呈直立状态，常见于严重的骨性上颌前突。此时拔牙内收上前牙，关闭拔牙间隙时增加对前牙转矩的控制，控根内收尤为重要。随着上前牙牙根的内收，上颌骨前壁也会随之内收，即便是成人，我们的临床病例中依然能够观察到A点后移。为此，我们建议使用长牵引钩，比如7mm（图2-25—图2-27）。理论上牵引钩越长，对上前牙转矩控制效果越好。但是牵引钩越长，患者的舒适性也越差。

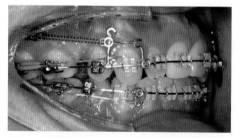 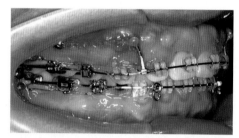

图2-25 上前牙直立时，内收上前牙需要控根内收，因此在主弓丝上使用长牵引钩　图2-26 复诊时发现上前牙内收，仍有前牙舌倾的趋势时，可以在弓丝加摇椅继续控根内收上前牙

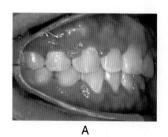 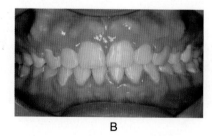 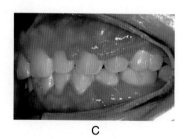

A　　　　　　B　　　　　　C

图2-27 最终获得良好的咬𬌗关系和前牙控根内收的效果

（5）为什么长牵引钩能够增加前牙转矩？如果从前牙段阻抗中心的角度来分析，长牵引钩依然在阻抗中心的下方，矫治力作用线在阻抗中心下方，会造成前牙舌倾。事实并非如此，因为种植支抗和长牵引钩之间的作用力会造成弓丝发生形变，形成反Spee曲线。这种反Spee曲线的前部弓丝对前牙段托槽产生压入的力量，这种在前牙段阻抗中心唇侧的压入力乘以压入力距离阻抗中心的垂直距离即是增加的前牙控根正转矩。这种转矩的控制程度远大于

弓丝和方槽沟之间契合表达的转矩。

（6）必要时，为了能够继续获得更多的前牙转矩控制，可以在主弓丝上做适当的摇椅。我们还要小心，摇椅角度越大，滑动关闭间隙的矫治体系内摩擦力也越大。

（7）种植支抗和牵引钩之间的拉簧很容易对牙龈造成压迫。可以在主弓丝上添加额外长的牵引钩作为阻挡，隔开拉簧对牙龈的压迫（图2-28）。但是要仔细检查，阻挡不能靠近托槽的近中，避免阻碍滑动关闭间隙。

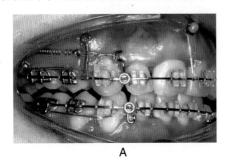 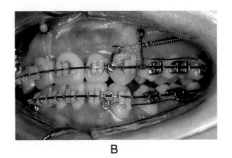

图2-28　在主弓丝上添加长额外的牵引钩作为阻挡，隔开拉簧对牙龈的压迫

（8）上下颌弓丝的宽度选择：由于上颌常规使用TPA，因此上颌磨牙宽度是稳定的状态。相反，下颌磨牙容易出现支抗丢失、下颌磨牙舌倾、宽度减小。因此我们建议下颌弓丝和上颌弓丝为相同的宽度和相同的弓型，目的就是增加下颌磨牙段弓丝宽度，防止下颌磨牙舌倾。

（9）每次复诊要仔细检查滑动关闭间隙的效果；通常我们会将弓丝末端磨平，根据第二次复诊时弓丝末端长于磨牙颊面管远中的长度来评价滑动关闭间隙的效果。滑动关闭间隙的过程中，要密切关注第二磨牙的近中扭转。由于种植支抗与弓丝矫治力体系不在同一个水平面，种植支抗远中向后的力量会造成第二磨牙远中倾斜和压入。因此增加了弓丝在第二磨牙颊面管内的摩擦力，弓丝滑动受阻。此外，如果在主弓丝上加入主动结扎，容易造成第二磨牙近中扭转（图2-29），也会造成弓丝和颊管之间的摩擦力增加，弓丝滑动受阻。必要时，将主弓丝在6的远中截断，放弃第二磨牙不失为明智之举。

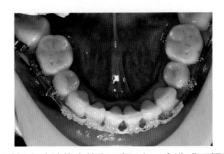

图2-29　有时候主动结扎安放在下颌7上，会造成下颌7的近中扭转

滑动关闭间隙过程中，有时候7会出现近中扭转，每次复诊需要仔细检查7的角度。必要时，需要把主动结扎放置在6的位置，利用弓丝的形态纠正7的扭转。

（10）使用种植支抗滑动关闭间隙时，前牙内收的同时后牙段会出现远中移动（图2-30）。弓丝容易缩入磨牙颊管内造成锁结，阻碍滑动关闭间隙的过程顺利进行。复诊时要注意磨牙颊管远中的弓丝是否变长。如果弓丝没有预期变长，可以在弓丝上加载主动结扎，暂停后牙段的远中移动。

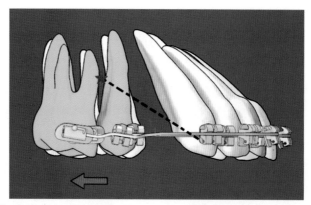

图2-30 使用种植支抗滑动关闭间隙时，前牙内收的同时后牙段会出现远中移动，
弓丝容易缩入磨牙颊管内造成锁结

（11）间隙关闭完成后，如果仍然想继续内收前牙，则去除弓丝上的主动结扎，单独使用种植支抗定力拉簧继续整体内收上前牙。后牙段在种植支抗远中向力的作用下会继续远中移动。

（12）关闭间隙时，要注意上下前牙内收的速度匹配。通常下前牙是倾斜移动，上前牙是整体移动，因此下前牙内收速度快于上前牙。矫正中前牙覆盖容易加深，调整的方法是：上颌增强后牙支抗，下牙内收暂缓，或者必要的颌间牵引。

关闭间隙时，要注意上下前牙内收的速度匹配。上颌增强后牙支抗，下牙内收暂缓，或者必要的颌间牵引（图2-31—图2-33）。

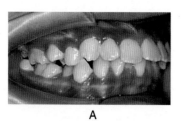
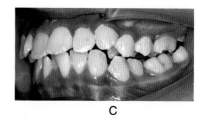

A   B   C

图2-31 上下前牙唇倾，中度拥挤，采用拔牙矫治方案

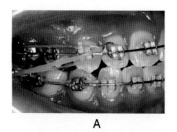
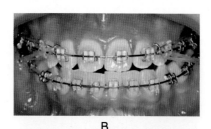
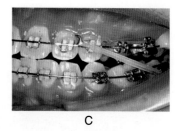

A   B   C

图2-32 关闭拔牙间隙的过程中发现，右上中切牙出现近中倾斜，使用Ⅱ类牵引调整前牙咬𬌗关系

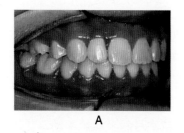
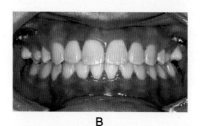
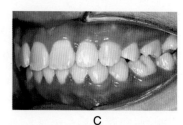

A   B   C

图2-33 上前牙扭转，重粘托槽后，排齐直立上中切牙，完成矫治

（13）对于一些下前牙唇倾的拔牙病例，充分直立内收下前牙是矫治成功和获得良好咬殆关系的关键（图2-34—图2-36）。下前牙充分直立，有助于下颌前伸，改善颏部形态。

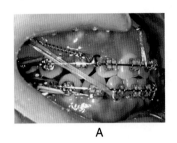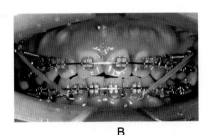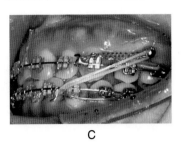

A　　　　　　　　　　　B　　　　　　　　　　　C

图2-34　上颌种植支抗配合Ⅲ类牵引，直立内收下前牙

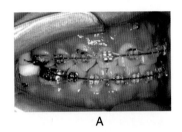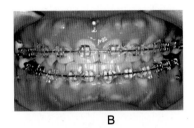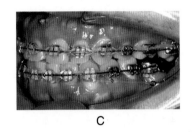

A　　　　　　　　　　　B　　　　　　　　　　　C

图2-35　矫正中发现前牙轴倾角度不对，重粘托槽，上颌更换18镍钛圆丝调整牙齿角度，重新排齐。

下颌种植支抗继续内收直立下前牙

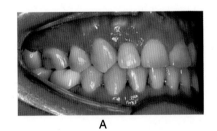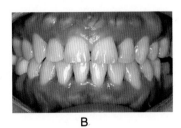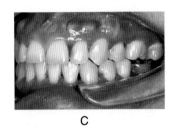

A　　　　　　　　　　　B　　　　　　　　　　　C

图2-36　充分内收直立下前牙，是获得良好的咬殆关系的关键

（七）拔牙病例前牙内收的限度

不使用种植支抗的拔牙病例，内收前牙的最大距离就是第一双尖牙的宽度，7mm。如果后牙强支抗使用种植支抗，内收前牙的最大距离可以大于第一双尖牙的宽度，也就是说可以大于7mm。原因是，临床研究表明：种植支抗在内收前牙的同时，还通过弓丝与托槽之间的摩擦力作用远中移动磨牙向后。此时磨牙的远中移动并非整体移动而是远中倾斜移动。种植支抗拔牙病例之所以能获得面型的改善，所利用的间隙不仅仅来自于拔除的双尖牙，也来自磨牙的远中移动，同时后牙段的殆平面垂直向位置的变化。后牙殆平面的改变，引导下颌骨的位置发生新的变化。

关于拔牙矫治中垂直向殆平面的变化和控制，在第五章中有详细阐述。

尽管使用种植支抗几乎成为拔牙矫治中比较常规的治疗手段。但是种植支抗有时候会让拔牙矫治过程变得更复杂。尤其要注意那些长期不能及时复诊的病例。更要注意种植支抗上使用拉簧内收前牙，如果主弓丝不够硬，很容易出现牙弓变形，殆平面倾斜。这是种植支抗带来的严重的副作用。因此：

（1）每次复诊，要让病人正对医生微笑，评价上前牙的三维位置：垂直向、转矩和角度。容易出现的问题是上前牙过度内收，过度压低会导致病人微笑的时候上牙露得少，面容显老。

（2）两侧种植支抗加力不均一，弓丝过软，容易造成横向𬌗平面倾斜。此时应该停止种植支抗，更换硬丝。

三　第三阶段：调整咬𬌗关系和精细调整

咬𬌗关系从矫治之初就要开始着手调整，并且贯穿整个矫治过程。而不是等到矫治末期间隙关闭结束之后。

（1）重新粘托槽：牙齿初期的拥挤，异常的唇倾、舌倾，异常的形态都会影响医生对牙齿形态结构的判断，因此很难将托槽一次粘得精准。随着牙齿的逐步排齐托槽粘接的错误逐步显现出来。重新粘托槽可能会贯穿整个矫治过程。重新粘托槽是调整咬𬌗关系的重要方法。

（2）上下中线不对称的问题，这也是患者最在意的问题。有诸多原因会导致上下中线不对称：

① 关闭间隙的过程中，由于左右咀嚼力不对称，或者弓丝左右滑动摩擦力不对称造成两侧间隙关闭程度不一。由此出现上下中线不调。

② 上下牙弓宽度不匹配，造成下颌位置偏斜。

③ 左右牙弓垂直向分力不均出现牙弓横向倾斜。

④ 尖牙宽度和尖牙角度导致下颌位置异常。

⑤ 切牙近远中倾斜角度异常等原因。所有这些问题都需要矫治医生自己观察每一颗牙齿的形态位置，在蛛丝马迹中寻找解决办法。这是正畸的难点也是乐趣。

（3）𬌗平面倾斜，在滑动关闭间隙过程中有可能由于左右摩擦力不均一，或者左右咬𬌗力不均一导致𬌗平面倾斜。比较有效的解决方案是弓丝为1725不锈钢时，单侧种植支抗垂直向压入纠正𬌗平面倾斜（图2-37）。

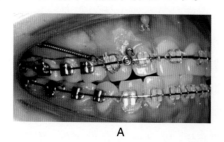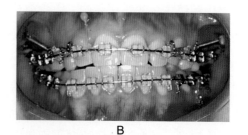

A　　　　　　　　　　　　B

图2-37　弓丝为1725不锈钢时，单侧种植支抗垂直向压入纠正𬌗平面倾斜

（4）后牙的咬𬌗关系。拔牙病例中很容易出现后牙深覆盖。由于我们的矫治技术中常规使用上颌TPA，上颌磨牙不会出现颊倾，因此后牙段深覆盖的主要原因是下颌后牙舌倾。交互牵引是解决此类问题的最有效方法。此外，还要仔细检查上下颌弓丝宽度的匹配关系。为了抵消下后牙在关闭间隙时出现舌倾，我们建议扩宽下颌弓丝。也就是说关闭间隙过程中，上下颌弓丝使用同一种弓型。

（5）尖牙的位置是上下牙弓形态和匹配关系的重要结构点。在滑动关闭间隙的过程中，牙弓内关闭内收的力量重点集中在尖牙区。尖牙因此会出现舌倾，影响牙列排齐，影响上下牙列之间的咬𬌗。必要时需要弯丝调整尖牙角度，可以使用18锈钢丝或者1725TMA在尖牙区弯制外展抵消尖牙的舌倾（图2-38—图2-40）。对于一些骨性问题严重的拔牙病例，考虑到内收时前牙转矩控制和尖牙处应力集中造成尖牙舌倾的问题，我们重新设计了托槽槽沟内的数据，专门用于矫治骨性拔牙病例：上颌1—3的转矩分别是+22°、+17°、+10°；下颌1—2的转矩分别是-10°、-10°、+10°。

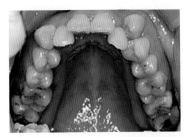

图2-38　牙弓狭窄，尖牙错位扭转

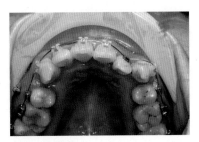

图2-39　拔牙矫治排齐前牙，尖牙位置舌倾

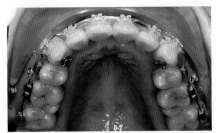

图2-40　矫治后期使用18不锈钢丝，尖牙位置做外展调整转矩

（6）必要时将上下颌弓丝换成细的镍钛丝，尖牙段或者后牙段的三角牵引也是建立良好的后牙咬𬌗关系的好方法。

（7）充分直立下前牙是获得良好咬𬌗关系的关键因素。由于上颌使用种植支抗，上前牙基本上都可以充分直立内收。但是下颌往往是中等支抗，在高角病例中下颌后牙可能是弱支抗。矫治中下颌后牙容易出现支抗丢失，下颌后牙近中倾斜。导致下颌后𬌗平面近中倾斜，下前牙唇倾。上下前牙很难获得良好的咬𬌗关系。此时需要充分内收直立下前牙（图2-41—图2-44）。有效的解决方案是：①此时在下颌植入种植支抗，定力拉簧在下尖牙上加力，下前牙3-3橡皮链连扎。②下颌MEAW，配合前牙区Ⅲ类短牵。

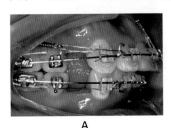

A

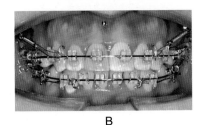

B

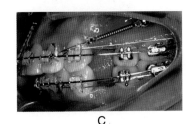

C

图2-41　矫正中充分直立下前牙是获得良好面型和良好咬𬌗关系的关键，

拔牙内收下前牙是比较常见的方法

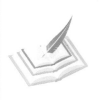

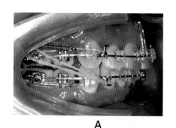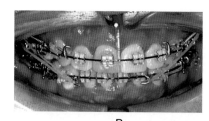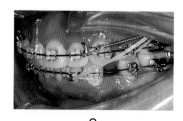

A　　　　　　　　　　B　　　　　　　　　　C

图2-42　矫正中，上颌种植支抗配合Ⅲ类牵引，可以有效地直立下前牙

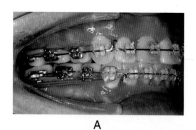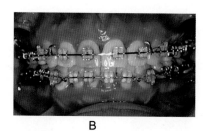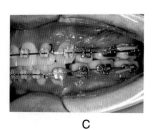

A　　　　　　　　　　B　　　　　　　　　　C

图2-43　下颌种植支抗能有效地直立下前牙，获得良好的咬𬌗关系

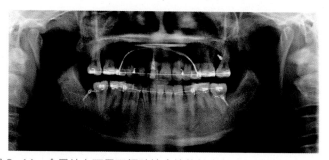

图2-44　全景片上可见下颌种植支抗能够有效地远中直立下颌后牙

四　拔牙矫治病例

病例1

女，28岁，主诉：牙突，嘴突。

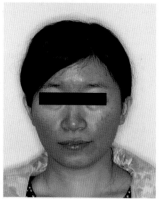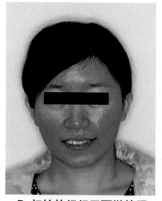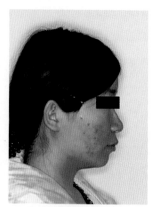

A. 初始软组织正面照　　　B. 初始软组织正面微笑照　　　C. 初始软组织侧面照

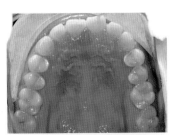

D. 初始口内上颌𬌗面照

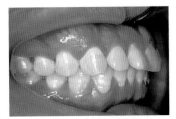

E. 初始口内右侧面照

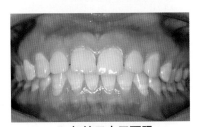

F. 初始口内正面照

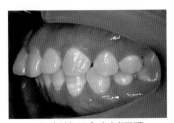

G. 初始口内左侧面照

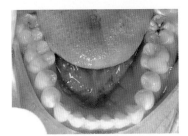

H. 初始口内上颌𬌗面照

图2-45　初始资料，患者凸面型，上前牙唇倾，深覆盖。方案：拔除上下4，内收、直立上下前牙，改善面型

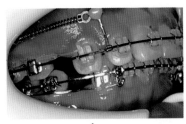

A

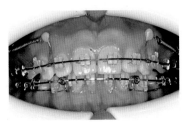

B

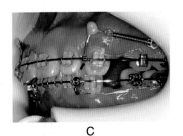

C

图2-46　内收上前牙时，需要控根内收，使用上颌种植支抗，长牵引钩

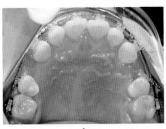

A

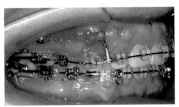

B

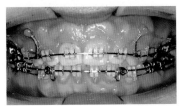

C

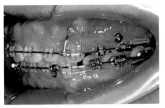

D

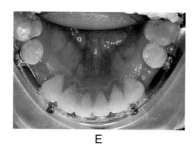

E

图2-47　复诊时发现上前牙内收时出现舌倾，上颌1622不锈钢丝做摇椅增强上前牙控根内收

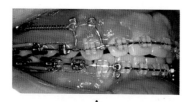 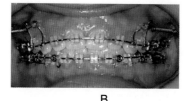 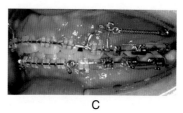

A　　　　　　　　　　　　　B　　　　　　　　　　　　　C

图2-48　矫治中患者觉得拉簧压牙龈，因此在主弓丝上使用9mm长牵引钩作为挡杆，
隔开拉簧，防止拉簧压迫牙龈

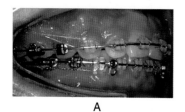 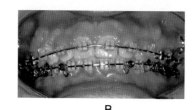 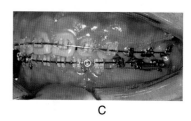

A　　　　　　　　　　　　　B　　　　　　　　　　　　　C

图2-49　拔牙间隙关闭后，上前牙轻度舌倾，使用1925不锈钢丝，配合上颌种植支
抗控制牙冠，获得控根效果，恢复上前牙正常转矩

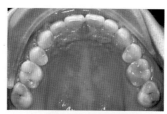

A. 矫治后上颌𬌗面照

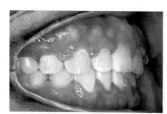 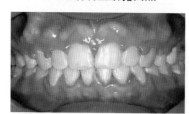 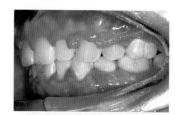

B. 矫治后口内右侧面照　　　C. 矫治后口内正面照　　　D. 矫治后口内左侧面照

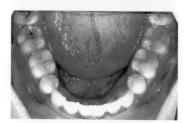

E. 矫治后下颌𬌗面照

图2-50　矫治结束后，覆𬌗覆盖正常，前牙转矩正常

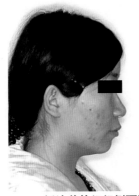

A. 矫治前软组织侧面照

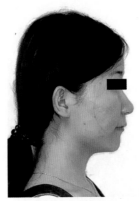

B. 矫治后软组织侧面照

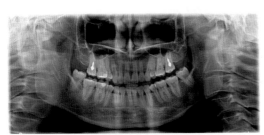

C. 矫治后曲面断层片

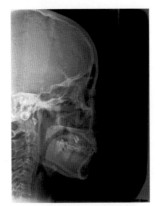

D. 矫治后头颅侧位片

图2-51 面型改善良好，上颌内收，颏部形态良好

病例2

女，26岁，主诉：嘴突，牙不齐。

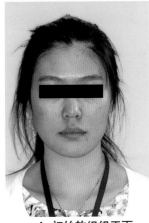

A. 初始软组织正面

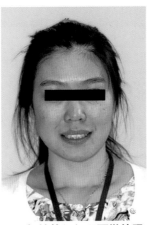

B. 初始软组织正面微笑照

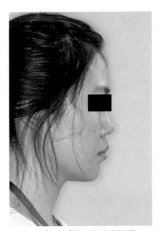

C. 初始软组织侧面照

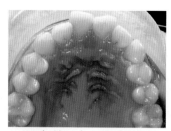

D. 初始口内上颌殆面照

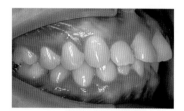

E. 初始口内右侧面照

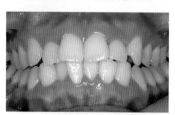

F. 初始口内正面照

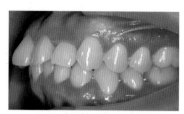

G. 初始口内左侧面照

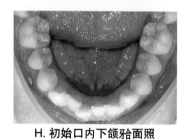

H. 初始口内下颌殆面照

初始口内相，上下前牙拥挤，唇倾，深覆盖

图2-52　初始资料，口内照显示上下前牙Ⅰ度拥挤，唇倾，深覆盖。方案：选择拔除上4、下5

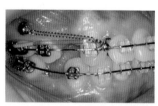

A

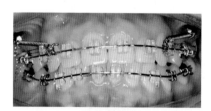

B

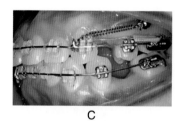

C

图2-53　矫治方案：拔除上4、下5，上颌种植支抗，上颌1622不锈钢丝滑动关闭间隙

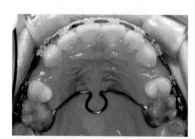

图2-54　上颌使用粘接式TPA稳定牙弓形态

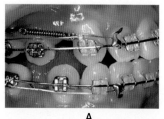

A

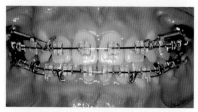

B

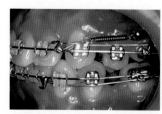

C

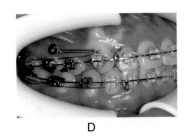
D

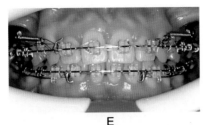
E

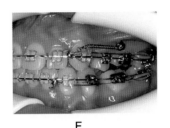
F

图2-55 下颌使用1725不锈钢丝关闭间隙

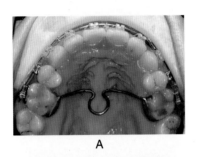
A

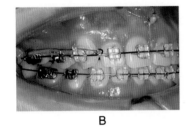
B

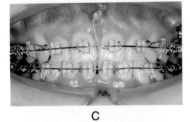
C

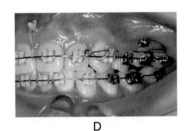
D

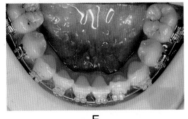
E

图2-56 上前牙内收时出现舌倾，上前牙伸长，覆𬌗加深；患者主诉出现露牙龈笑。
上颌剩余散在间隙出现关闭困难。因此上颌换丝，用20不锈钢圆丝，降低摩擦力，
小圈曲滑动关闭间隙。关闭前牙区剩余的散在间隙。同时上前牙区种植支抗
垂直向压低上前牙，解除露牙龈笑

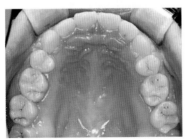
A. 矫治后口内上颌𬌗面照

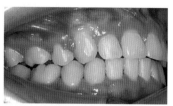

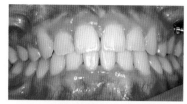

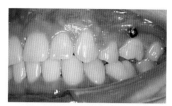

B. 矫治后口内右侧面照　　　　　C. 矫治后口内正面照　　　　　D. 矫治后口内左侧面照

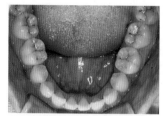

E. 矫治后口内下颌𬌗面照

图2-57　矫治结束，上前牙转矩正常，覆𬌗覆盖正常

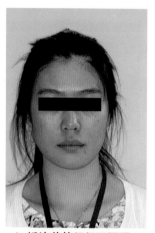

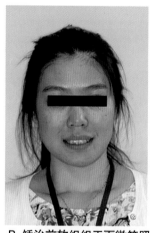

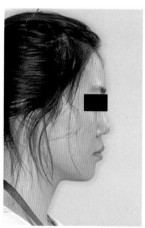

A. 矫治前软组织正面照　　　　B. 矫治前软组织正面微笑照　　　C. 矫治前软组织侧面照

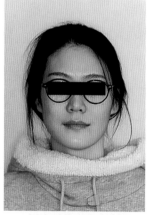

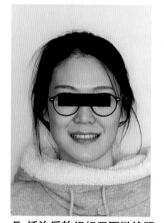

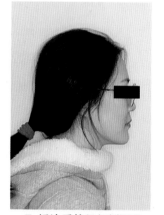

D. 矫治后软组织正面照　　　　E. 矫治后软组织正面微笑照　　　F. 矫治后软组织侧面照

图2-58　矫治前后面相对比：上颌内收，颏部形态明显

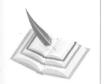

病例3

女，28岁，主诉，嘴突，下颌后缩。

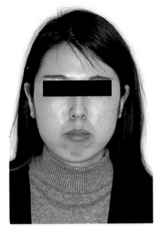

A. 矫治前软组织正面照

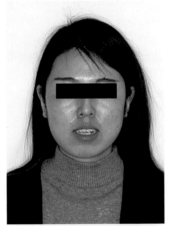

B. 矫治前软组织正面微笑照

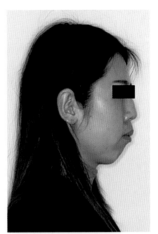

C. 矫治前软组织侧面照

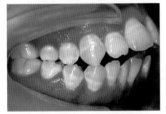

D. 初始口内右侧面照

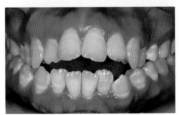

E. 初始口内正面照

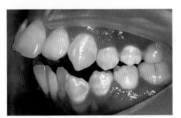

F. 初始口内左侧面照

上前牙唇倾，前牙开殆，上下前牙拥挤

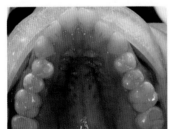

G. 初始口内上颌殆面照

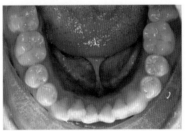

H. 初始口内下颌殆面照

上颌牙弓狭窄，上下牙弓宽度不匹配

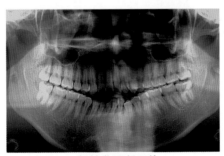

I. 初始曲面断层片

图2-59 初始资料，患者凸面型，下颌后缩，口内照显示：上前牙唇倾，前牙开殆，
上颌牙弓狭窄，上下前牙Ⅰ度拥挤。方案：拔除上下4

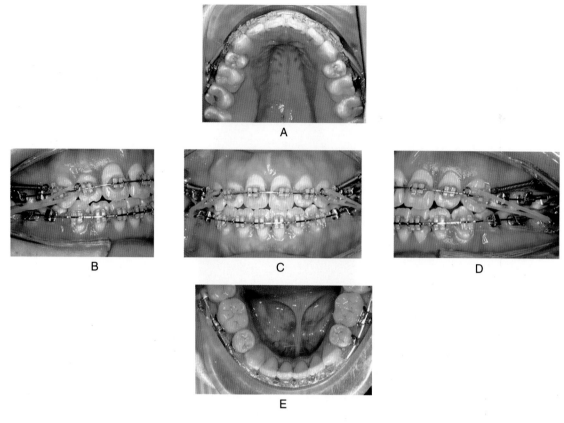

图2-60 矫治方案：拔除上下4，上颌种植支抗内收上前牙

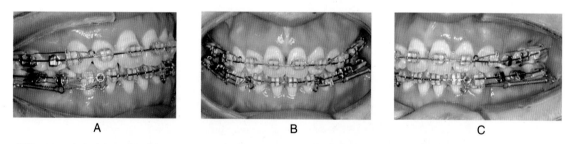

图2-61 患者自诉下颌后缩，期望继续改善下颌颏部形态；矫治中，下颌使用种植支抗，充分内收下前牙

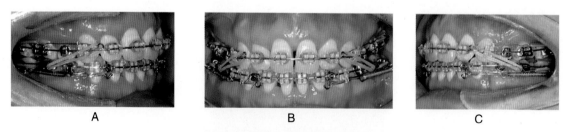

图2-62 使用下颌种植支抗充分内收下前牙时，轻力Ⅱ类牵引引导下颌前伸

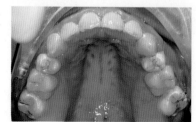

A. 矫治后口内上颌𬌗面照

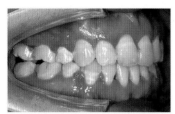

B. 矫治后口内右侧面照

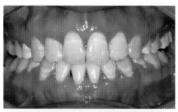

C. 矫治后口内正面照

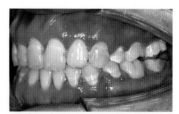

D. 矫治后口内左侧面照

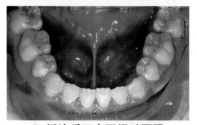

E. 矫治后口内下颌𬌗面照

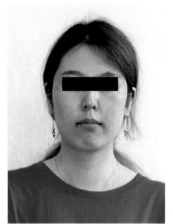

F. 矫治后软组织正面照

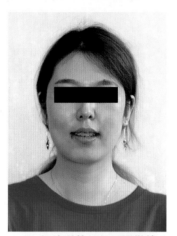

G. 矫治后软组织正面微笑

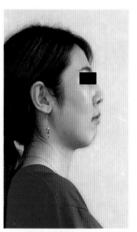

H. 矫治后软组织侧面照

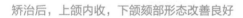

矫治后，上颌内收，下颌颏部形态改善良好

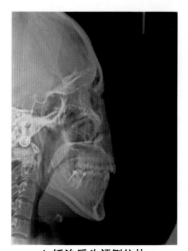

I. 矫治后头颅侧位片

矫治后头侧可见下前牙充分直立

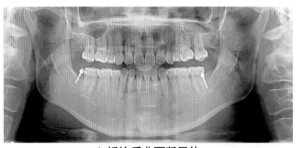

J. 矫治后曲面断层片

矫治后曲断可见，在下颌种植支抗的作用下后牙𬌗平面整平

图2-63 矫治结束后，覆𬌗覆盖正常，咬𬌗良好

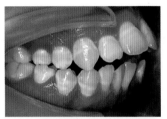

A. 矫治前口内右侧面照

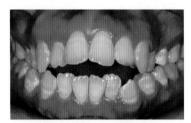

B. 矫治前口内正面照

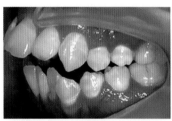

C. 矫治前口内左侧面照

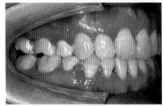

D. 矫治后口内右侧面照

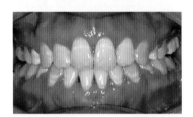

E. 矫治后口内正面照

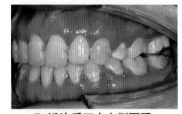

F. 矫治后口内左侧面照

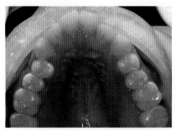

G. 矫治前口内上颌𬌗面照

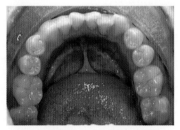

H. 矫治前口内下颌𬌗面照

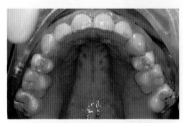

I. 矫治后口内上颌𬌗面照

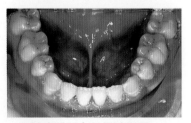

J. 矫治后口内下颌𬌗面照

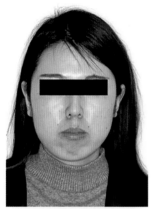

K. 矫治前软组织正面照

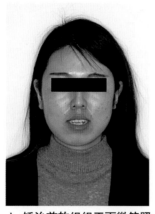

L. 矫治前软组织正面微笑照

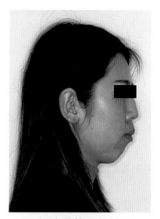

M. 矫治前软组织侧面照

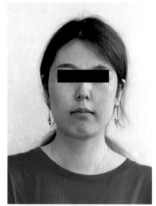

N. 矫治后软组织正面照

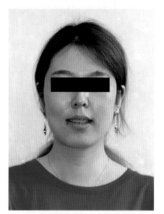

O. 矫治后软组织正面微笑照

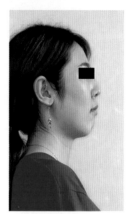

P. 矫治后软组织侧面照

图2-64　矫治前后对比，上下牙弓匹配，达到正常覆𬌗、覆盖，咬𬌗良好，

下颌前牙充分直立内收，颏部形态改善良好，面型改善良好

病例4

女，15岁，主诉：嘴突。

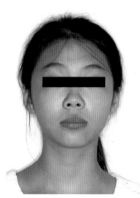

A. 初始软组织正面照

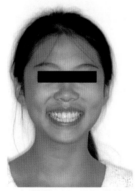

B. 初始软组织正面微笑照

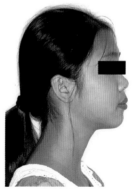

C. 初始软组织侧面照

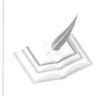

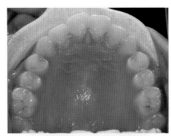

D. 初始口内上颌𬌗面照

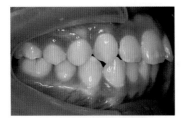

E. 初始口内右侧面照

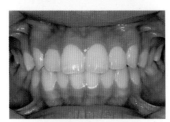

F. 初始口内正面照

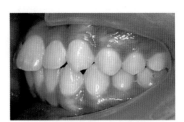

G. 初始口内左侧面照

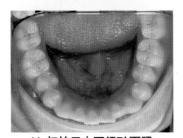

H. 初始口内下颌𬌗面照

上下前牙唇倾，轻度拥挤

图2-65　初始资料，患者凸面型，安氏I类，方案：选择拔除上下4，内收、直立前牙，改善面型

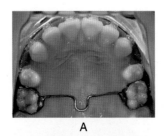

A

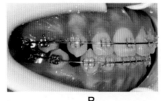

B

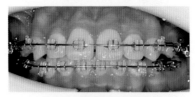

C

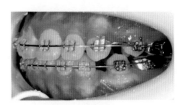

D

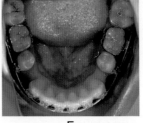

E

图2-66　上颌TPA，上下1925镍钛丝排齐整平

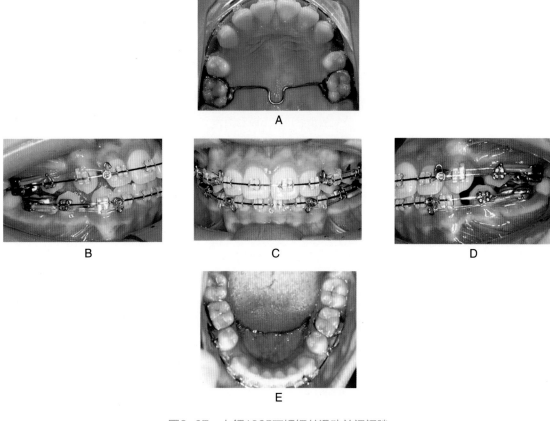

图2-67　上颌1925不锈钢丝滑动关闭间隙

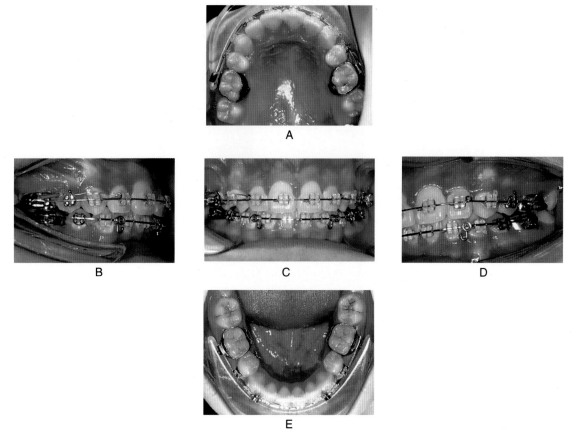

图2-68　拔牙间隙关闭，咬𬌗关系良好

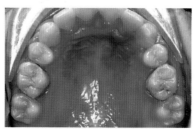

A. 矫治后口内上颌𬌗面照

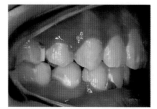

B. 矫治后口内右侧面照

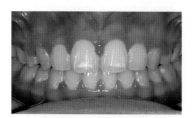

E. 矫治后口内正面照

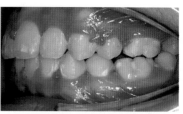

F. 矫治后口内左侧面照

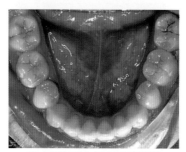

G. 矫治后口内下颌𬌗面照

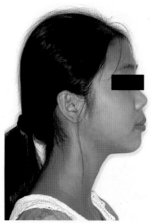

H. 矫治前软组织侧面照

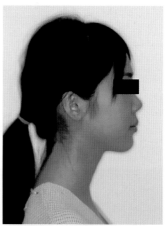

I. 矫治后软组织侧面照

面型改善良好

图2-69　矫治结束，上下前牙直立，覆𬌗覆盖正常

病例5

女，30岁，主诉：嘴突，牙不齐。

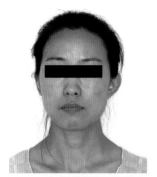 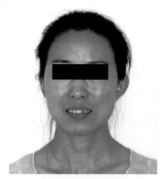 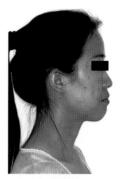

A. 初始软组织正面照　　B. 初始软组织正面微笑照　　C. 初始软组织侧面照

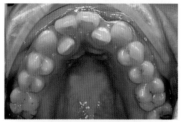

D. 初始上颌殆面照

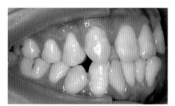 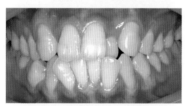 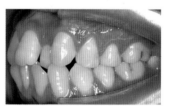

E. 初始口内右侧面照　　F. 初始口内正面照　　G. 初始口内左侧面照

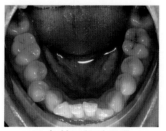

H. 初始下颌殆面照

前牙Ⅲ度拥挤，上颌侧切牙完全腭侧阻生

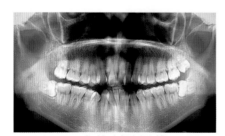 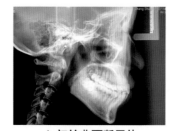

I. 初始头颅侧位片　　J. 初始曲面断层片

头侧曲断见，智齿阻生，上下前牙唇倾，骨性Ⅱ类

图2-70　初始资料，患者凸面型，骨性Ⅱ类，前牙Ⅲ度拥挤。

方案：选择拔除上下4，配合种植支抗，排齐、内收、直立前牙，改善面型

　　上颌用20不锈钢丝，种植支抗定力拉簧远中移动上颌尖牙，为排齐前牙获得间隙。下颌为18镍钛丝，远中移动尖牙，排齐下前牙。

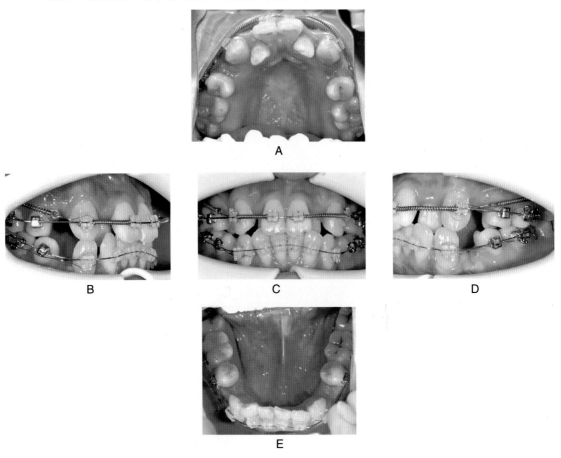

图2-71　矫治方案：拔除上下4，上颌种植支抗

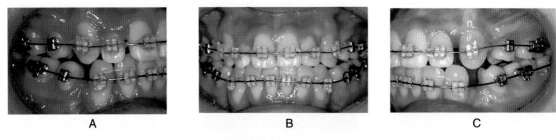

图2-72　上下颌尖牙远中移动，获得前牙间隙后，上下18镍钛丝排齐前牙

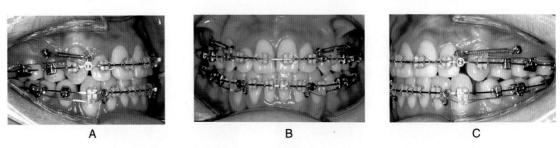

图2-73　上下颌1725不锈钢丝，加热，滑动关闭间隙

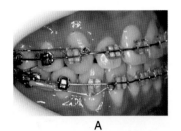 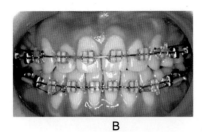 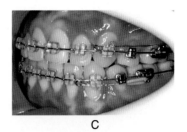

A　　　　　　　　　　B　　　　　　　　　　C

图2-74　矫治后期，18不锈钢丝小圈曲继续滑动，关闭牙弓内散在间隙

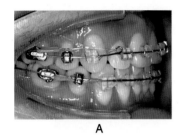 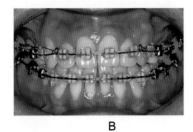 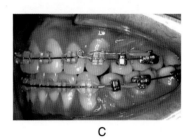

A　　　　　　　　　　B　　　　　　　　　　C

图2-75　下颌使用1925不锈钢丝，利用下前牙托槽负转矩，直立下前牙

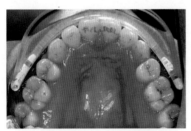

A. 矫治后口内上颌殆面照

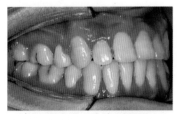 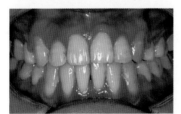 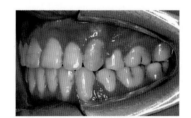

B. 矫治后口内右侧面照　　　C. 矫治后口内正面照　　　D. 矫治后口内左侧面照

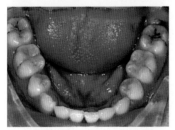

E. 矫治后口内下颌殆面照

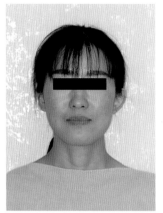

F. 矫治后软组织正面照

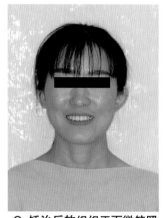

G. 矫治后软组织正面微笑照

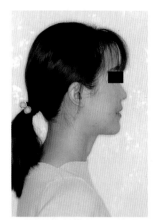

H. 矫治后软组织侧面照

面型改善良好

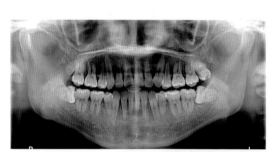

I. 矫治后曲面断层片

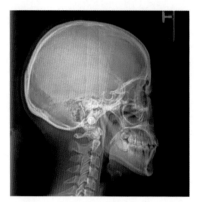

J. 矫治后头颅侧位片

结束后X光片显示，下前牙充分直立

图2-76　矫治结束后，上下前牙直立，覆𬌗覆盖正常

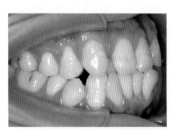

A. 矫治前口内右侧面照

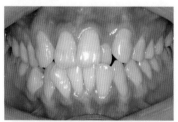

B. 矫治前口内正面照

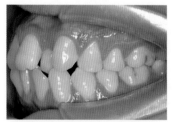

C. 矫治前口内左侧面照

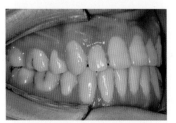

D. 矫治后口内右侧面照

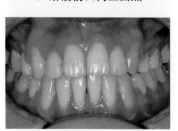

E. 矫治后口内正面照

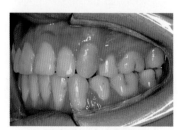

F. 矫治后口内左侧面照

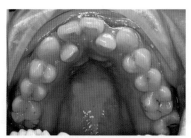

G. 矫治前口内上颌𬌗面照

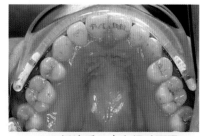

H. 矫治后口内上颌𬌗面照

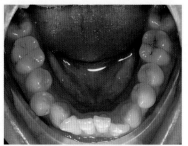

I. 矫治前口内下颌𬌗面照

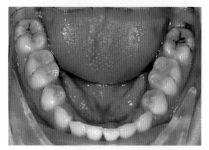

J. 矫治后口内下颌𬌗面照

图2-77 口内矫治前后对比，解除拥挤，排齐前牙，咬𬌗关系为I类关系

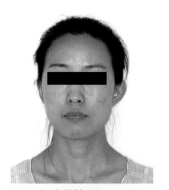

A. 矫治前软组织正面照

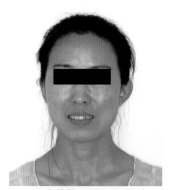

B. 矫治前软组织正面微笑照

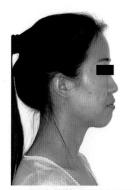

C. 矫治前软组织侧面照

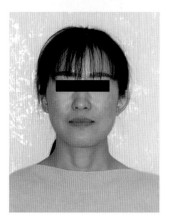

D. 矫治后软组织正面照

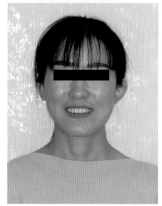

E. 矫治后软组织正面微笑照

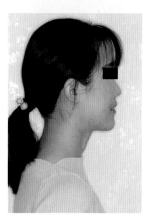

F. 矫治后软组织侧面照

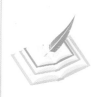

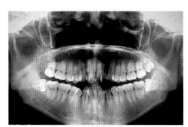

G. 矫治前曲面断层片

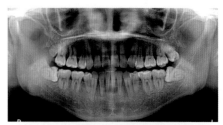

H. 矫治后曲面断层片

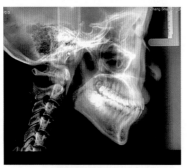

I. 矫治前头颅侧位片

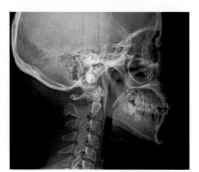

J. 矫治后头颅侧位片

图2-78　矫治后面型得到良好改善。

X光片：下颌骨逆时针旋转，下前牙充分直立。牙根无吸收

病例6

女，主诉：31岁，嘴突，下颌后缩。

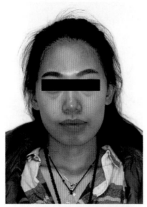

A. 初始软组织正面照

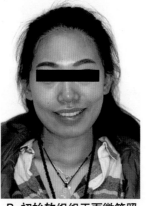

B. 初始软组织正面微笑照

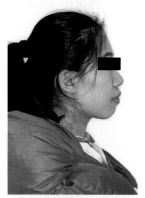

C. 初始软组织侧面照

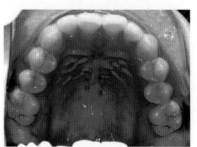

D. 初始口内上颌𬌗面照

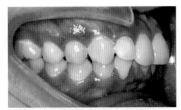

E. 初始口内右侧面照

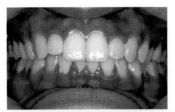

F. 初始口内正面照

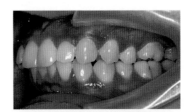

G. 初始口内左侧面照

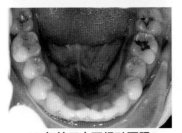

H. 初始口内下颌𬌗面照

上前牙唇倾，深覆盖

图2-79　初始资料患者凸面型，安氏II类，深覆盖，方案：拔除上下4，内收上下前牙

12个月后

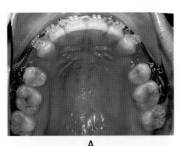

A

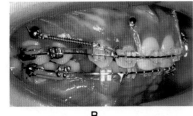

B

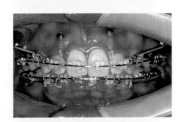

C

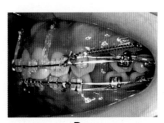

D

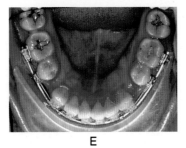

E

图2-80　滑动关闭间隙，上颌种植支抗压低上前牙

　　矫治方案：拔除上下4；关闭间隙的过程中，上前牙舌倾；出现露牙龈笑。上颌种植支抗垂直向压低上前牙，解除上前牙露牙龈笑，改善上前牙转矩。

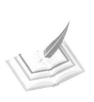

16个月后

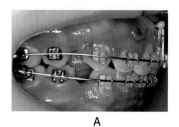 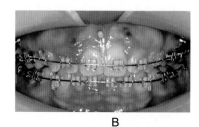 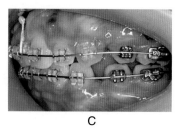

A   B   C

图2-81　上前牙内收过程中转矩丢失，舌倾。使用1925不锈钢丝恢复上前牙转矩

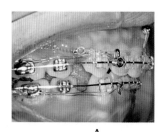 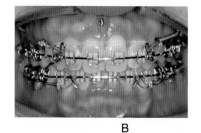 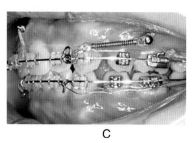

A   B   C

图2-82　恢复上前牙转矩后，继续使用上颌1725不锈钢丝，在上前牙种植支抗压低上前牙增强前牙转矩控制的前提下继续内收上前牙关闭拔牙间隙

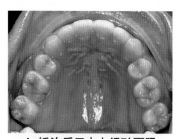

A. 矫治后口内上颌𬌗面照

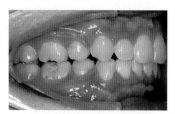 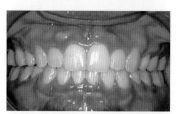 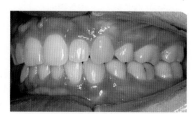

B. 矫治后口内右侧面照　　　C. 矫治后口内正面照　　　D. 矫治后口内左侧面照

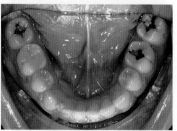

E. 矫治后口内下颌𬌗面照

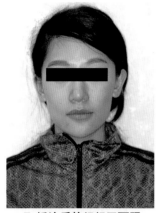
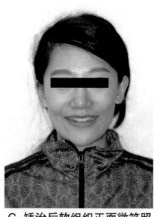
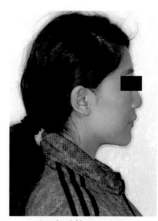

F. 矫治后软组织正面照   G. 矫治后软组织正面微笑照   H. 矫治后软组织侧面照

矫治后面相：面型改善良好

图2-83 矫治结束后，前牙排齐，覆𬌗覆盖正常

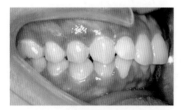
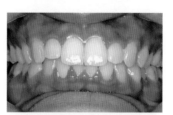
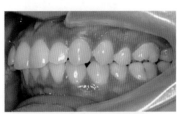

A. 矫治前口内右侧面照   B. 矫治前口内正面照   C. 矫治前口内左侧面照

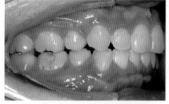
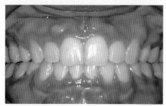
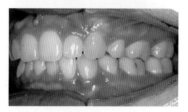

D. 矫治后口内右侧面照   E. 矫治后口内正面照   F. 矫治后口内左侧面照

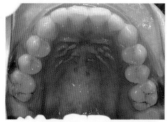
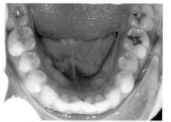

G. 矫治前口内上颌𬌗面照   H. 矫治前口内下颌𬌗面照

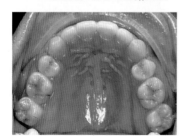
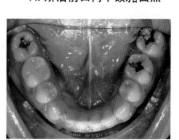

I. 矫治后口内上颌𬌗面照   J. 矫治后口内下颌𬌗面照

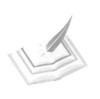

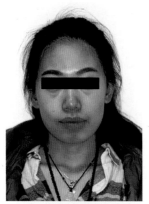 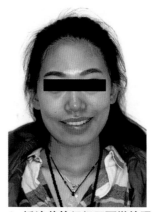 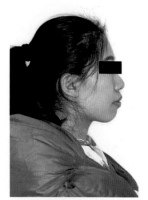

K. 矫治前软组织正面照　　L. 矫治前软组织正面微笑照　　M. 矫治前软组织侧面照

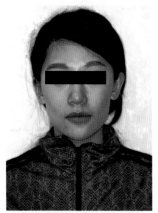 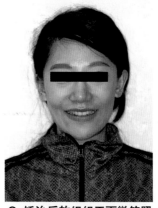 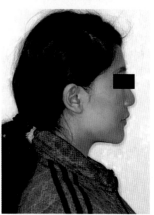

N. 矫治后软组织正面照　　O. 矫治后软组织正面微笑照　　P. 矫治后软组织侧面照

拔牙矫治后，上颌内收，颏部形态明显改善

图2-84　矫治前后对比，前牙排齐，达到正常覆𬌗覆盖，面型得到良好改善

第三章

拔牙与不拔牙矫治鉴别诊断

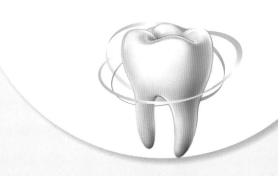

通过临床检查，头影测量，模型分析设定的理想上下前牙位置还不能成为真实的矫治目标。采取拔牙矫治方案还是不拔牙矫治方案，要从如下的这些因素中进行辨析和思考：

（1）年龄，生长发育潜力。

（2）性别差异。

（3）面部形态：长脸型，矮脸型。

（4）面部形态：鼻子高度，颏部形态。

（5）前牙位置：唇倾，舌倾或者直立。

（6）牙弓形态：是否存在牙弓狭窄。

（7）牙齿拥挤度。

（8）上下颌骨，牙列之间的矢状向关系，垂直向关系。

（9）面部肌肉形态。

（10）牙周状况。

（11）患者依从性。

（12）矫治技术。

（13）患者的要求和内心诉求探知。

一　年龄，生长发育潜力

年纪越小，调控骨骼生长的时间越充裕。比如Ⅱ类，下颌生长还有继续生长的可能。可以使用多种功能矫治器引导下颌发育。如果是Ⅲ类病人，虽然下颌生长可能会导致Ⅲ类反𬌗加重，但是上颌前方牵引可以很有效地矫治反𬌗。即便日后下颌生长超过了治疗能力，这又是手术的病例，依然不适合拔牙矫治。

此外，乳牙列、替牙阶段存在的灵长间隙、替牙间隙、前牙适当的萌出时唇倾、尖牙宽度增加等自然生长改建也能够有效地缓解牙弓内存在的间隙不足等问题。

男，10岁，前牙拥挤，利用自然生长存在的替牙间隙，同时口外弓推磨牙向后获得间隙排齐前牙。

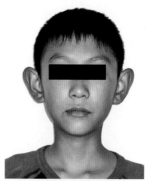　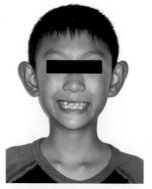　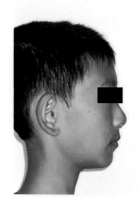

A. 初始软组织正面照　　　　B. 初始软组织正面微笑照　　　　C. 初始软组织侧面照

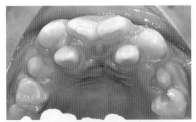

D. 初始口内上颌殆面照

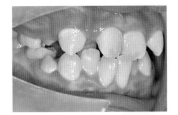

E. 初始口内右侧面照

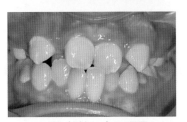

F. 初始口内正面照

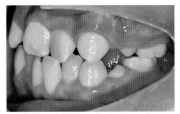

G. 初始口内左侧面照

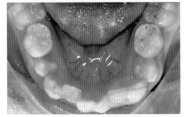

H. 初始口内下颌殆面照

图3-1 面型良好，口内检查，前牙Ⅲ度拥挤

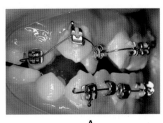

A

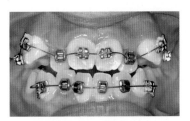

B

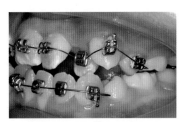

C

图3-2 口外弓推磨牙向后，排齐前牙

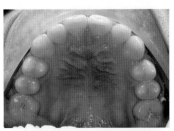

A. 矫治后口内上颌殆面照

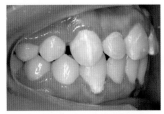

B. 矫治后口内右侧面照

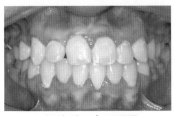

C. 矫治后口内正面照

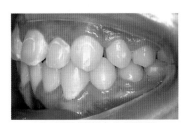

D. 矫治后口内左侧面照

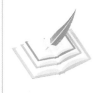

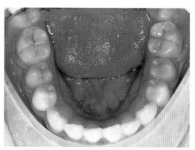

E. 矫治后口内下颌𬌗面照

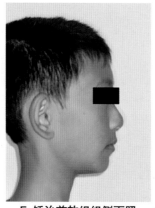

F. 矫治前软组织侧面照

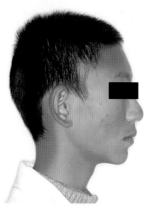

G. 矫治后软组织侧面照

面型保持良好

图3-3 矫治前后面相对比照，侧面面型良好

女，9岁，上颌前突，下颌后缩。主诉：牙突。方案：不拔牙矫治；上颌2×4口外弓矫治上颌前突，Twin Block矫治下颌后缩。

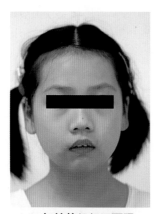

A. 初始软组织正面照

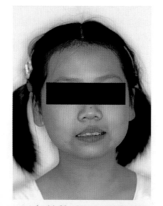

B. 初始软组织正面微笑照

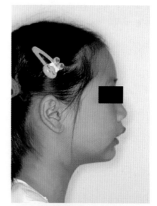

C. 初始软组织侧面照

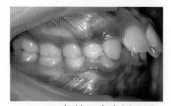

D. 初始口内右侧面照

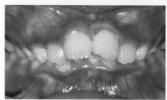
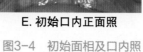

E. 初始口内正面照

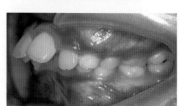

F. 初始口内左侧面照

图3-4 初始面相及口内照

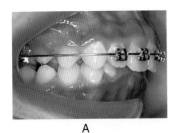
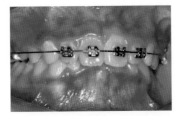
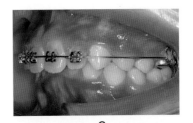

A　　　　　　　　　　　　B　　　　　　　　　　　　C

图3-5　上颌2×4，加口外弓，内收上颌，之后Twin Block矫治下颌后缩

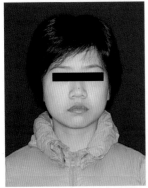
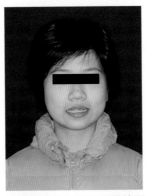
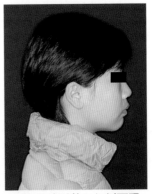

A. 矫治后软组织正面照　　　B. 矫治后软组织正面微笑照　　　C. 矫治后软组织侧面照

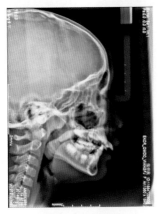
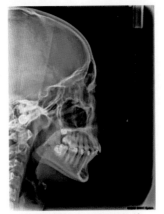

D. 矫治前头颅侧位片　　　　　　E. 矫治后头颅侧位片

矫治前后头侧对比

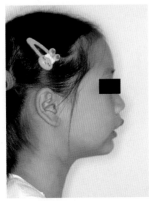
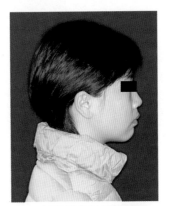

F. 矫治前软组织侧面照　　　　　G. 矫治后软组织侧面照

图3-6　上颌前突，下颌后缩面型改善

二　性别差异

　　男性对面相的要求并不高，如果是男孩子，生长发育的时间比较长。不拔牙矫治的机会比较多。女性对面型要求更高些，临床上，一般女孩子13岁以上的时候，生长发育剩余量并不多。对于女孩子的上颌前突或者下颌后缩有效的解决方案还是拔牙矫治。

　　男，13岁，前牙不齐。方案：不拔牙排齐，口外弓。

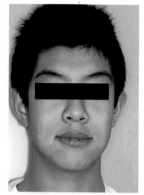
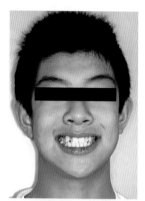
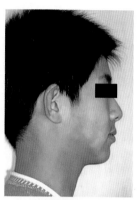

A. 初始软组织正面照　　　　　B. 初始软组织正面微笑照　　　　　C. 初始软组织侧面照

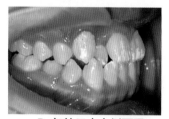
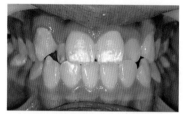
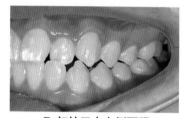

D. 初始口内右侧面照　　　　　E. 初始口内正面照　　　　　F. 初始口内左侧面照

图3-7　初始面相及口内照

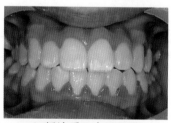

A. 矫治后口内正面照

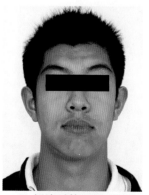
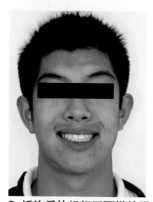
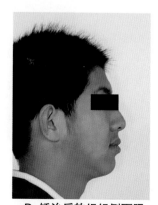

B. 矫治后软组织正面照　　　　C. 矫治后软组织正面微笑照　　　　D. 矫治后软组织侧面照

图3-8　不拔牙排齐后，前牙略突，但是面型良好

女，28岁，主诉：嘴突，牙突。方案：拔牙上下4，上颌种植支抗。

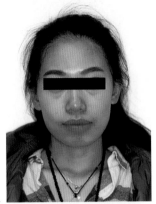
A. 初始软组织正面照

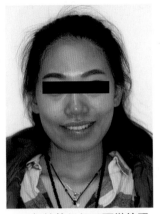
B. 初始软组织正面微笑照

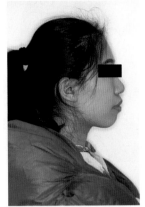
C. 初始软组织侧面照

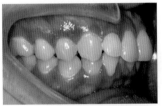
D. 初始口内右侧面照

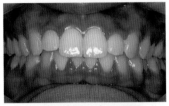
E. 初始口内正面照

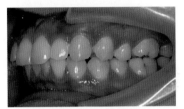
F. 初始口内左侧面照

图3-9　初始面相及口内照

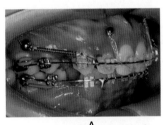
A

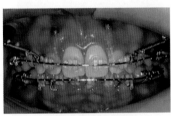
B

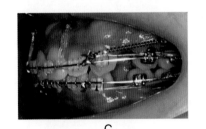
C

图3-10　拔牙矫治，拔除上下4，上颌种植支抗，充分内收直立上下前牙

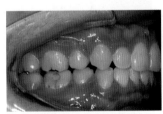
A. 矫治后口内右侧面照

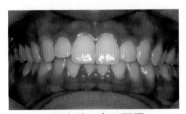
B. 矫治后口内正面照

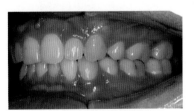
C. 矫治后口内左侧面照

图3-11　拔牙矫治结束后，前牙覆𬌗覆盖正常

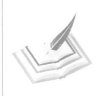

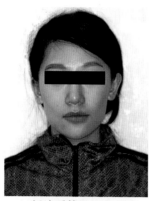
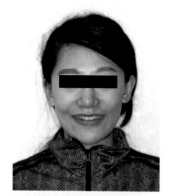
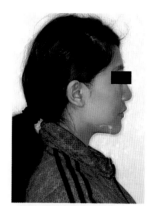

A. 矫治后软组织正面照　　　　B. 矫治后软组织正面微笑照　　　　C. 矫治后软组织侧面照

图3-12　前突面型明显改善

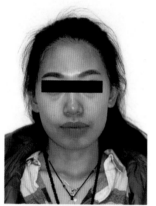
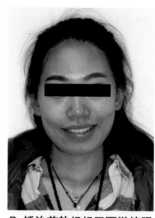
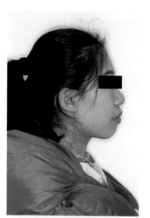

A. 矫治前软组织正面照　　　　B. 矫治前软组织正面微笑照　　　　C. 矫治前软组织侧面照

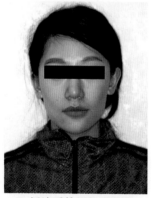
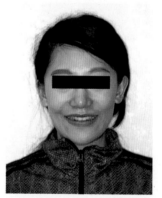
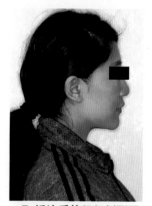

D. 矫治后软组织正面照　　　　E. 矫治后软组织正面微笑照　　　　F. 矫治后软组织侧面照

图3-13　矫治前后面型对比，矫治后面部形态良好，嘴突改善

三　面部形态：长脸型，矮脸型

长脸型，也就是高角，倾向于拔牙。拔牙可以降低咬𬌗平面。利用支点效应，下颌出现逆时针旋转，面下1/3变短，有利于面型改善。

矮脸型，也就是低角，倾向于不拔牙。不拔牙，远中直立后牙。支点向后移动，下颌出现顺时针旋转，有利于面下1/3变长，有利于改善面型。

四　面部形态：鼻子和颏部形态

鼻子高，颏部形态明显的病例允许前牙一定程度的唇倾排齐，倾向于不拔牙。鼻子矮，颏部形态不明显的病例对于上下前牙的直立位置要求很高，倾向于拔牙。

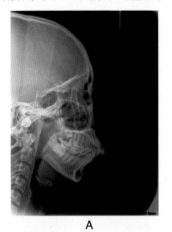
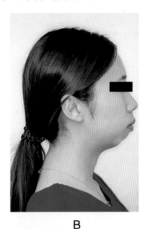

A　　　　　　　　　　B

图3-14　长脸型，也就是高角，没有颏部形态，倾向于拔牙

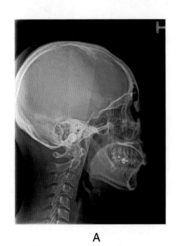
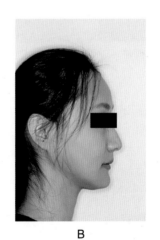

A　　　　　　　　　　B

图3-15　矮脸型，也就是低角，颏部形态明显，倾向于不拔牙

五　前牙的位置：唇倾，直立或者舌倾

前牙唇倾、内收需要间隙，倾向于拔牙；前牙直立或者舌倾，允许一定程度的唇向移动获得间隙，倾向于不拔牙。

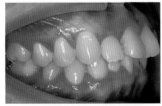
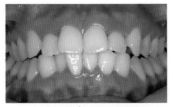
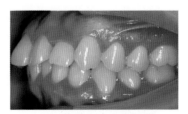

A. 初始口内右侧面照　　　　B. 初始口内正面照　　　　C. 初始口内左侧面照

图3-16　上前牙唇倾，下前牙Ⅱ度拥挤，倾向于拔牙矫治

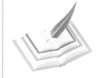

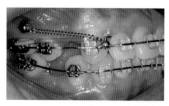
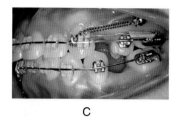

A   B   C

图3-17　拔牙矫治，拔除上4下5，获得牙弓内间隙，内收上下前牙

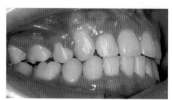
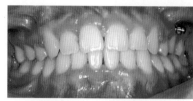
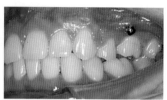

A. 矫治后口内右侧面照　　　　B. 矫治后口内正面照　　　　C. 矫治后口内左侧面照

图3-18　通过拔牙矫治，排齐，并直立上下前牙

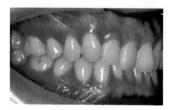
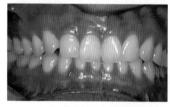
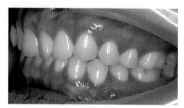

A. 初始口内右侧面照　　　　B. 初始口内正面照　　　　C. 初始口内左侧面照

图3-19　前牙舌倾，伴随前牙轻度拥挤，倾向于不拔牙矫治

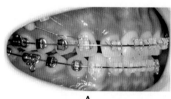
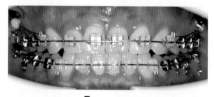
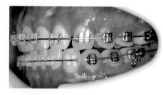

A   B   C

图3-20　不拔牙矫治，矫治中施加向后的矫治力防止前牙排齐时出现唇倾（7个月）

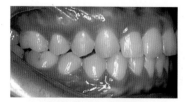
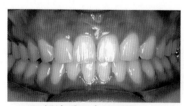
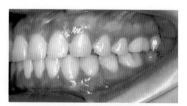

A. 矫治后口内右侧面　　　　B. 矫治后口内正面照　　　　C. 矫治后口内左侧面照

图3-21　12个月完成矫治，前牙直立，覆𬌗覆盖正常，咬𬌗关系良好

六　牙弓形态：是否存在牙弓狭窄

　　牙弓狭窄扩弓能够获得间隙，磨牙之间宽度扩弓1mm，在牙弓内可以增加0.7mm间隙，倾向于不拔牙矫治。牙弓形态正常，如果依然存在前牙拥挤或者唇倾，倾向于拔牙矫治。

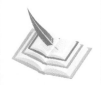

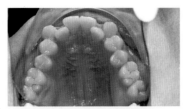

图3-22　上颌牙弓狭窄，上前牙Ⅱ度拥挤，上颌尖牙颊侧阻生

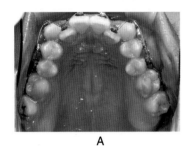

A

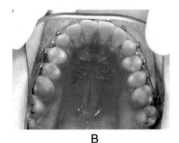

B

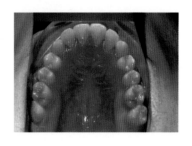

图3-23　使用弓丝扩弓排齐　　　　图3-24　扩弓后排齐，解除拥挤

七　牙齿拥挤度

严重拥挤，包括Ⅱ度以上拥挤，适合拔牙矫治。5mm以下的拥挤，可以考虑不拔牙矫治排齐。拥挤度大于8mm，考虑拔牙获得间隙排齐。

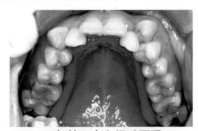

A. 初始口内上颌殆面照

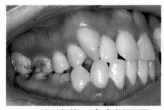

B. 矫治前口内右侧面照

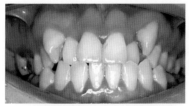

C. 矫治前口内正面照

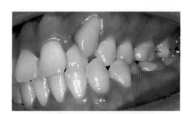

D. 矫治前口内左侧面照

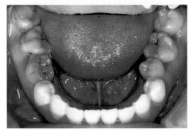

E. 初始口内下颌殆面照

图3-25　上颌尖牙扭转，上颌侧切牙舌侧错位阻生，为了保持上前牙排齐之后直立，

上颌倾向于拔牙矫治，下颌牙列拥挤度小于5mm，倾向于不拔牙矫治排齐

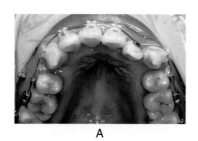

A

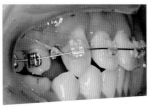

B

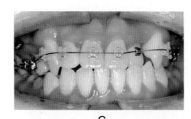

C

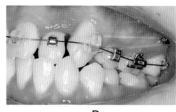

D

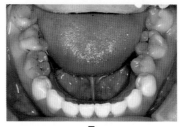

E

图3-26　拔除两个上4，上颌种植支抗远中移动尖牙，获得间隙排齐上前牙

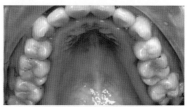

A. 矫治后口内上颌𬌗面照

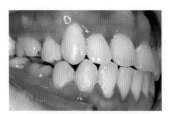

B. 矫治后口内右侧面照

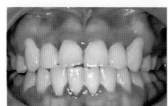

C. 矫治后口内正面照

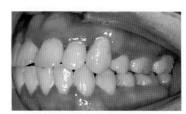

D. 矫治后口内左侧面照

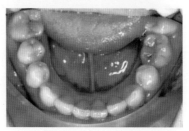

E. 矫治后口内下颌𬌗面照

图3-27　上颌拔牙矫治排齐前牙，下颌不拔牙排齐

八 上下颌骨、牙列之间的矢状向关系、垂直向关系

上下颌骨、牙列之间的关系：近远中矢状向、垂直向。

拔牙矫治获得的牙弓内空间，不同程度地控制后牙和前牙的支抗。也能够有效地改善骨性Ⅱ类或者骨性Ⅲ类。

在上下颌牙列内进行不对称拔牙矫治，不对称近远中移动前牙，能够改善Ⅱ类或者Ⅲ类的咬殆关系。

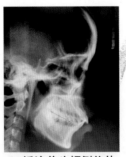

A. 矫治前头颅侧位片

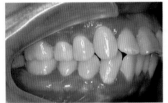

B. 矫治前口内右侧面照

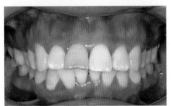

C. 矫治前口内正面照

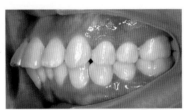

D. 矫治前口内左侧面照

图3-28　骨性Ⅱ类，口内牙齿呈Ⅱ类咬殆关系

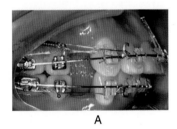

A

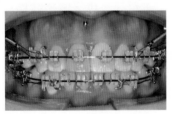

B

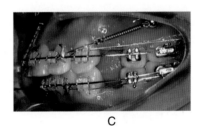

C

图3-29　拔牙矫治，拔除上下4，上颌种植支抗，上前牙压入同时内收

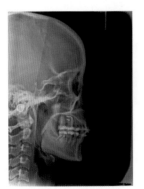

A. 矫治后头颅侧位片

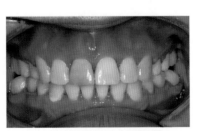

B. 矫治后口内正面照

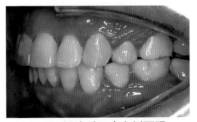

C. 矫治后口内左侧面照

图3-30　拔牙矫治结束后，骨性Ⅱ类明显改善，口内咬殆关系呈中性

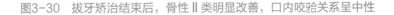
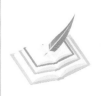

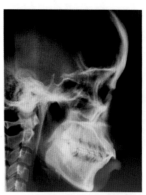 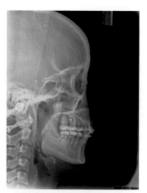

A. 矫治前头颅侧位片　　　　　　B. 矫治后头颅侧位片

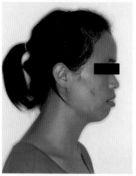 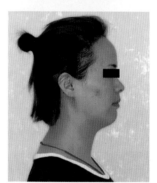

C. 矫治前软组织侧面照　　　　　　D. 矫治后软组织侧面照

图3-31　拔牙矫治前后头颅侧及侧面照对比，嘴突改善

九　面部肌肉形态

颊肌、颞肌薄，颧骨高，倾向于不拔牙。拔牙矫治容易导致咀嚼肌功能萎缩，显得面型变长，颧骨突出。成人骨性反𬌗，下颌颏部明显，不拔牙矫治能够升高后牙，下颌出现顺时针旋转，下颌颏部后移，能够改善Ⅲ类面型。反之，成人反𬌗，下唇前突，颏部形态不明显，倾向于拔牙矫治，充分内收下前牙改善Ⅲ类面型。

病例

颊肌、颞肌薄，颧骨高，患者担心矫治中出现牙套脸，因此方案为不拔牙，上下种植支抗整体内收前牙。

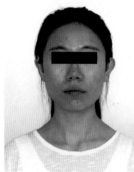 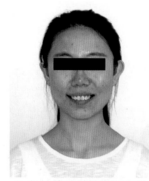 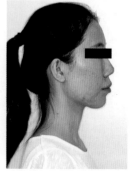

A. 初始软组织正面照　　　B. 初始软组织正面微笑照　　　C. 初始软组织侧面照

图3-32　初始面相照，嘴突

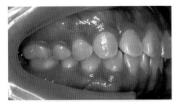
A. 初始口内右侧面照

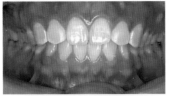
B. 初始口内正面照

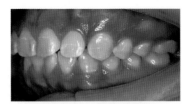
C. 初始口内左侧面照

图3-33　初始口内照

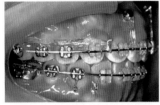
A

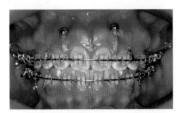
B

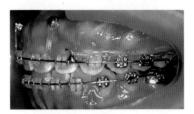
C

图3-34　上下种植支抗，内收前牙，上前牙压入内收

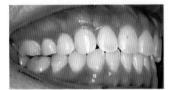
A. 矫治后口内右侧面照

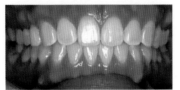
B. 矫治后口内正面照

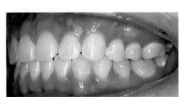
C. 矫治后口内左侧面照

图3-35　不拔牙矫治后，上下前牙直立

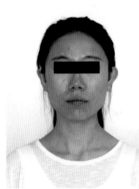
A. 矫治前软组织正面照

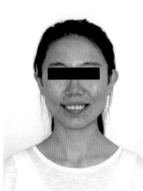
B. 矫治前软组织正面微笑照

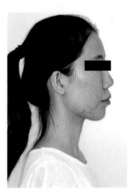
C. 矫治前软组织侧面照

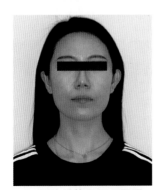
D. 矫治后软组织正面照

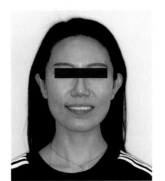
E. 矫治后软组织正面微笑照

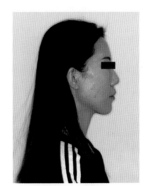
F. 矫治后软组织侧面照

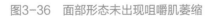
图3-36　面部形态未出现咀嚼肌萎缩

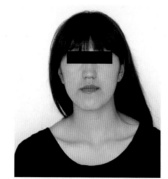
A. 初始软组织正面照

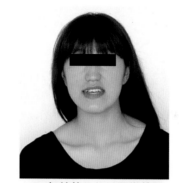
B. 初始软组织正面微笑照

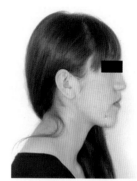
C. 初始软组织侧面照

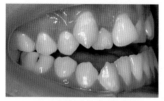
D. 初始口内右侧面照

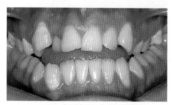
E. 初始口内正面照

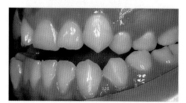
F. 初始口内左侧面照

图3-37　成人骨性Ⅲ类，下颌颏部前突，方案：不拔牙内收下前牙，解除前牙反𬌗，同时后牙升高，引导下颌向下向后顺时针旋转

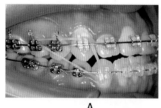
A

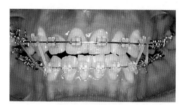
B

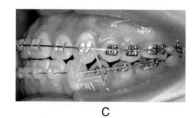
C

图3-38　上颌扩弓排齐前牙，同时前牙垂牵矫治前牙开𬌗

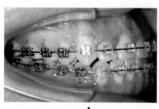
A

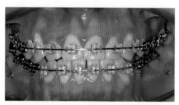
B

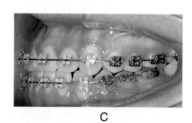
C

图3-39　下颌种植支抗，内收下前牙，解除前牙反𬌗

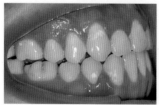
A. 矫治后口内右侧面照

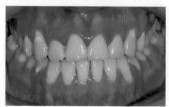
B. 矫治后口内正面照

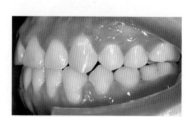
C. 矫治后口内左侧面照

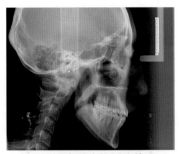

D. 矫治后头颅侧位片

图3-40　不拔牙矫治后，前牙覆𬌗覆盖正常

　　不拔牙矫治，下颌种植支抗内收下前牙，解除前牙反𬌗，后牙升高，下颌顺时针旋转，颏部形态相对内收，Ⅲ类面型获得明显改善。

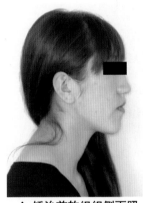

A. 矫治前软组织侧面照

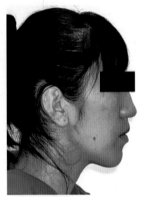

B. 矫治后软组织侧面照

图3-41　矫治前后侧面相对比照，不拔牙矫治，下颌种植
支抗内收下前牙，Ⅲ类面型获得明显改善

　　成人反𬌗，下颌颏部并不突出，下唇突出。主诉：兜齿。方案：拔牙矫治，内收前牙解除下唇前突。

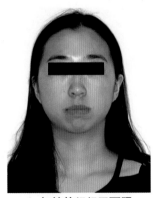

A. 初始软组织正面照

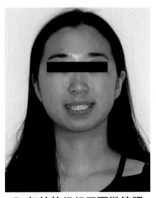

B. 初始软组织正面微笑照

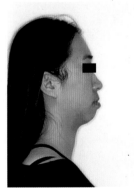

C. 初始软组织侧面照

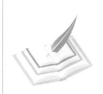

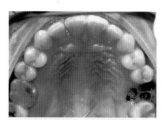

D. 初始上颌𬌗面照

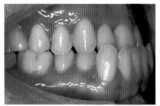

E. 初始口内右侧面照

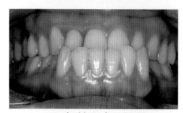

F. 初始口内正面照

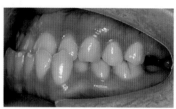

G. 初始口内左侧面照

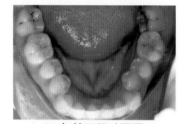

H. 初始下颌𬌗面照

图3-42　初始口内照，前牙反𬌗左上6残根

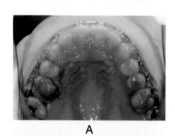

A

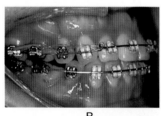

B

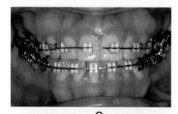

C

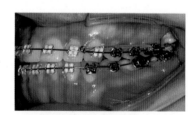

D

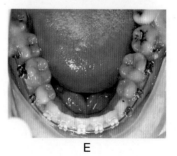

E

图3-43　拔牙矫治，拔出上颌一个6残根，一个5，下颌两个4

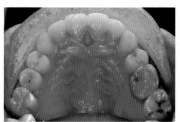
A. 矫治后口内上颌𬌗面照

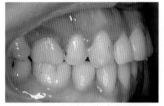
B. 矫治后口内右侧面照

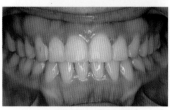
C. 矫治后口内正面照

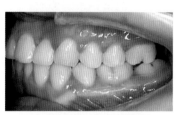
D. 矫治后口内左侧面照

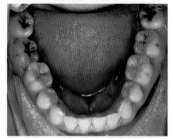
E. 矫治后口内下颌𬌗面照

图3-44　拔牙矫治后，前牙覆𬌗覆盖正常，上下前牙直立

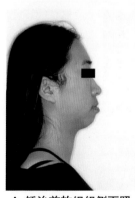
A. 矫治前软组织侧面照

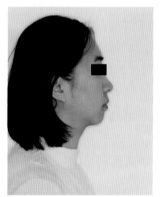
B. 矫治后软组织侧面照

图3-45　拔牙矫治后，下唇内收，反𬌗面型明显改善

十　牙周状况

　　包裹牙根的牙槽骨高度限定着牙齿的移动距离。通常牙周病正畸采取不拔牙矫治方案。

　　（1）牙弓扩大可以获得间隙，用于排齐或者前牙内收。

　　（2）片切不仅能够去除黑三角，获得间隙用于排齐或者前牙内收，还能将邻牙之间的点接触变成面接触。这种邻牙之间的面接触有利于松动牙齿之间的稳固。

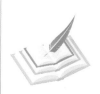

病例1

女，50岁，上颌前突，下颌后缩，牙槽骨吸收1/3。主诉：牙突。方案：不拔牙上颌扩弓，配合必要的片切，排齐并内收上前牙。下颌不拔牙排齐，配合必要的Ⅱ类牵引，近中移动下颌磨牙关闭后牙缺牙间隙。

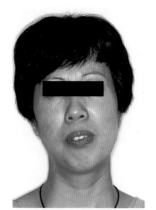

A. 初始软组织正面照

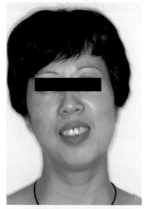

B. 初始软组织正面微笑照

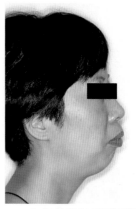

C. 初始软组织侧面照

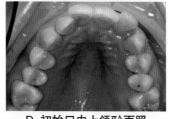

D. 初始口内上颌𬌗面照

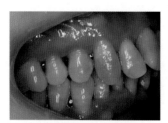

E. 初始口内右侧面照

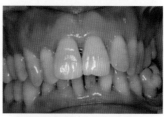

F. 初始口内正面照

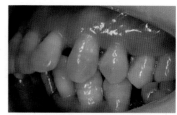

G. 初始口内左侧面照

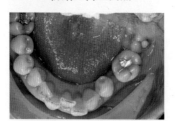

H. 初始口内下颌𬌗面照

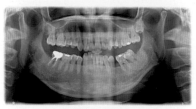

I. 初始曲面断层片

前牙区根尖片见：牙槽骨吸收4/5

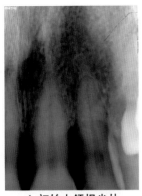

J. 初始上颌根尖片

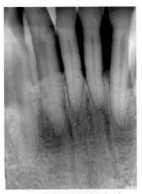

K. 初始下颌根尖片

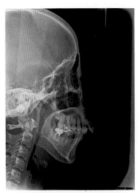

L. 初始头颅侧位片

图3-46　初始曲面断层片、头颅侧位片及上下前牙根尖片，前牙区根尖片见牙槽骨吸收4/5

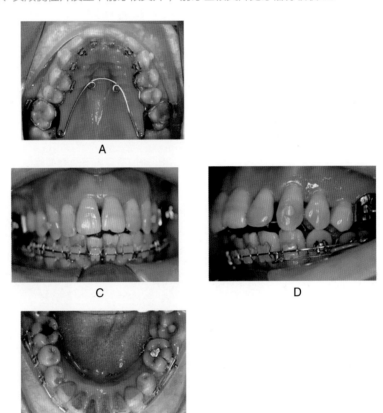

图3-47　上颌扩弓，促进下颌前伸改善前牙深覆盖（7个月）

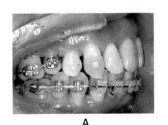

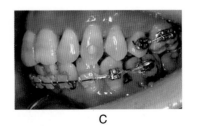

图3-48　上颌扩弓，配合片切，内收上前牙（10个月）

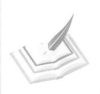

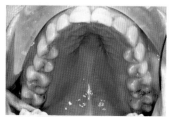

A. 矫治后口内上颌𬌗面照

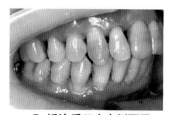

B. 矫治后口内右侧面照

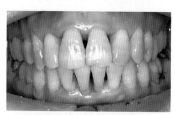

C. 矫治后口内正面照

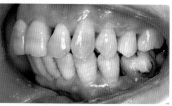

D. 矫治后口内左侧面照

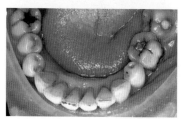

E. 矫治后口内下颌𬌗面照

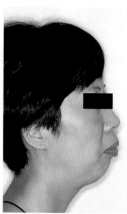

F. 矫治前软组织侧面照

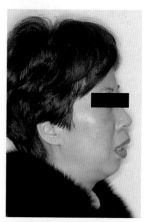

G. 矫治后软组织侧面照

16个月侧貌对比照

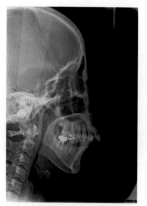

H. 矫治前头颅侧位片

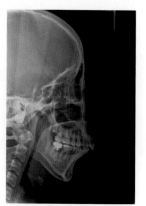

I. 矫治后头颅侧位片

图3-49　16个月后

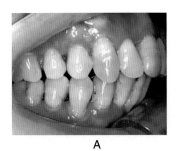 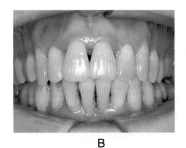 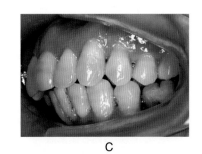

A B C

图3-50 24个月后

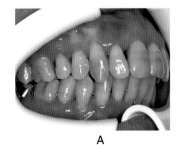 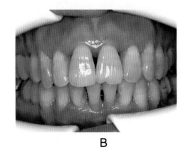 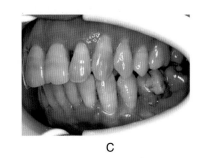

A B C

图3-51 4年后

病例2

上前牙拥挤，下前牙缺失不想镶牙。牙龈退缩，牙槽骨吸收1/2。主诉：牙不齐，下牙缺失。方案：不拔牙，利用片切获得间隙排齐。牙周治疗后，上颌舌侧矫治技术排齐，下颌排齐，关闭下前牙缺牙间隙。

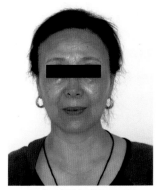 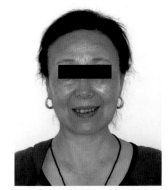 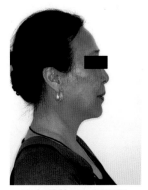

A. 初始软组织正面照　　B. 初始软组织正面微笑照　　C. 初始软组织侧面照

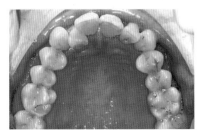

D. 初始口内上颌𬌗面照

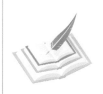

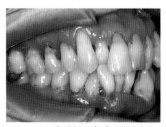
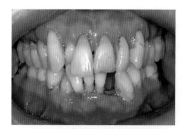
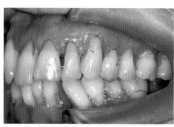

E. 初始口内右侧面照　　　　　　　F. 初始口内正面照　　　　　　　G. 初始口内左侧面照

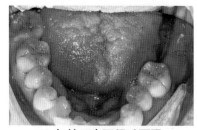

H. 初始口内下颌殆面照

图3-52　初始照片

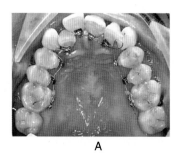

A　　　　　　　　　　　　　　　　B

图3-53　出于美观因素，上颌舌侧矫治，扩弓获得间隙排齐，下牙利用缺牙间隙排齐

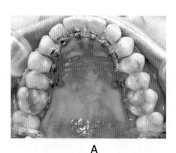
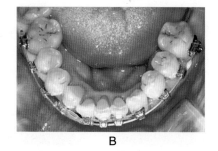

A　　　　　　　　　　　　　　　　B

图3-54　上颌扩弓后，上前牙唇倾，配合片切，上颌种植支抗，内收上前牙。

下前牙方丝控制下前牙转矩，关闭缺牙间隙，保持下前牙直立

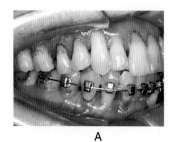
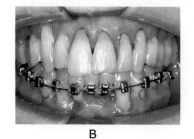
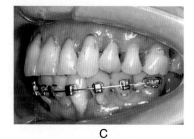

A　　　　　　　　　　　B　　　　　　　　　　　C

图3-55　矫治10个月后

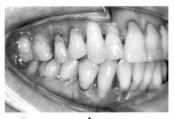
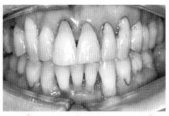
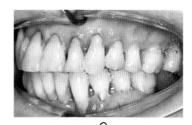

A   B   C

图3-56 矫治11个月后

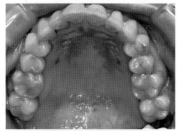

A. 矫治后上颌殆面照

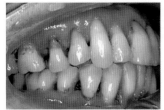
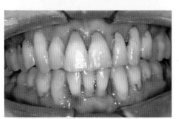
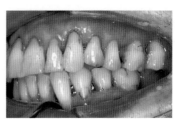

B. 矫治后口内右侧面照   C. 矫治后口内正面照   D. 矫治后口内左侧面照

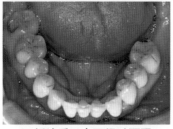

E. 矫治后口内下颌殆面照

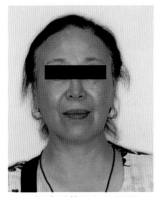
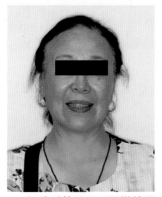
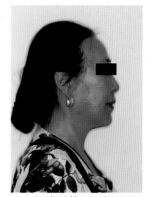

F. 矫治后软组织正面照   G. 矫治后软组织正面微笑照   H. 矫治后软组织侧面照

图3-57 矫治13个月后结束，面型良好

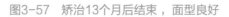
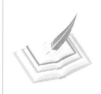

十一　患者的依从性

　　如果患者依从性好，按时佩戴口外弓，或者引导下颌向前的功能矫治器。有些拔牙矫治的方案就可以避免。反之，依从性不好的患者，为了弥补前牙的唇倾，或者矫治中出现的后牙支抗丢失，需要在牙弓内获得足够的间隙弥补这些损失，拔牙矫治。如图3-58—图3-61。

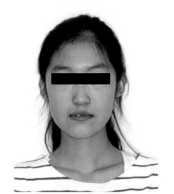
A. 初始软组织正面照

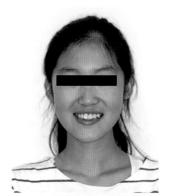
B. 初始软组织正面微笑照

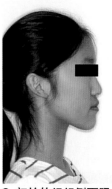
C. 初始软组织侧面照

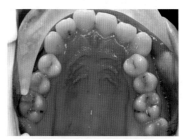
D. 初始口内上颌𬌗面照

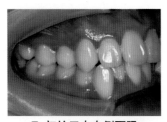
E. 初始口内右侧面照

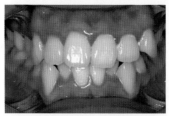
F. 初始口内正面照

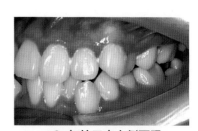
G. 初始口内左侧面照

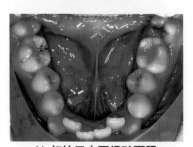
H. 初始口内下颌𬌗面照

图3-58　主诉：牙不齐

牙弓狭窄，而且患者还处于生长发育高峰期，因此同意了家长的诉求，不拔牙矫治。

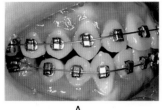

A

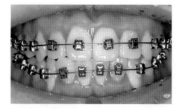

B

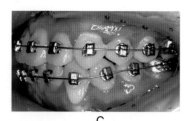

C

图3-59　矫治3个月后

不拔牙排齐，上颌口外弓佩戴不及时，前牙排齐后唇倾。

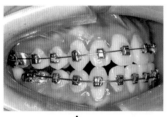

A

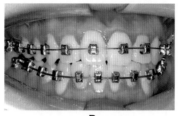

B

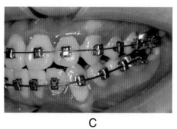

C

图3-60　矫治8个月后

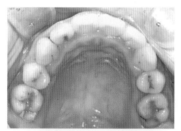

A. 矫治后口内上颌𬌗面照

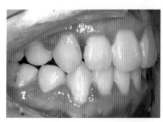

B. 矫治后口内右侧面照

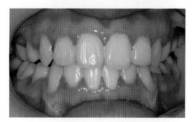

C.矫治后口内正面照

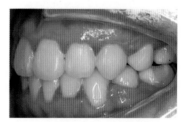

D. 矫治后口内左侧面照

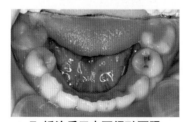

E.矫治后口内下颌𬌗面照

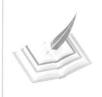

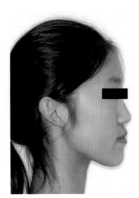
F. 矫治前软组织侧面照

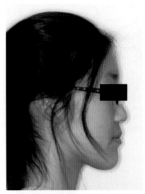
G. 矫治后软组织侧面照

图3-61　与家长协商，为了解决前牙突出，不能按时佩戴口外弓的问题，
采取拔牙矫治方案：拔除上下4，内收上下前牙

十二　矫治技术

矫治错殆畸形需要两个重要的要素：一个是力，一个是控制力的方向。目前常用的弓丝与托槽组成的矫治体系。在没有额外的装置辅助下，牙弓内的矫治力没有固定的方向，很凌乱，很容易造成前牙唇倾，后牙升高，下颌因此会出现顺时针旋转，Ⅱ类错殆加重。因此没有外力的控制下，很多病例需要拔牙矫治。如果使用口外弓、唇挡，或者种植支抗给予牙列向后的矫治力，引导后牙远中倾斜，前牙内收直立。一些临界病例因此转归到不拔牙矫治。

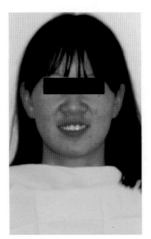
A. 初始软组织正面照

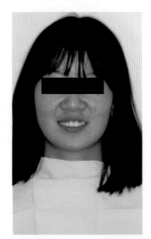
B. 初始软组织正面微笑照

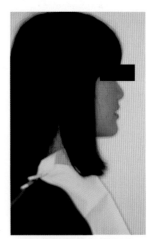
C. 初始软组织侧面照

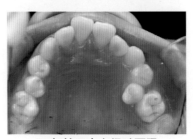
D. 初始口内上颌殆面照

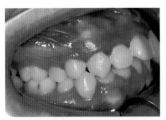

E. 初始口内右侧面照

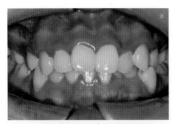

F. 初始口内正面照

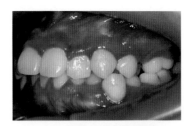

G. 初始口内左侧面照

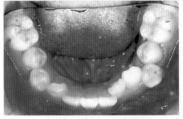

H. 初始口内下颌殆面照

图3-62　前牙拥挤，但是要求不拔牙

方案：上颌种植支抗引导矫治力向后。排齐前牙。

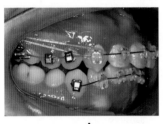

A

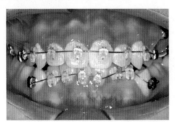

B

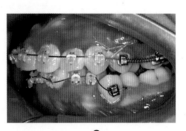

C

图3-63　上颌使用种植支抗，远中移动尖牙，创造出间隙排齐前牙

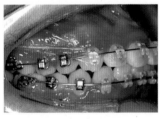

A

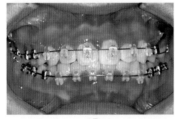

B

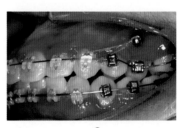

C

图3-64　下颌使用方丝控制下前牙位置，直立下前牙

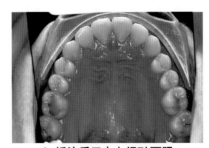

A. 矫治后口内上颌殆面照

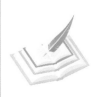

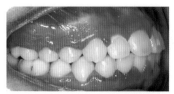

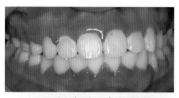

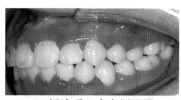

B. 矫治后口内右侧面照　　　　　　C. 矫治后口内正面照　　　　　　D. 矫治后口内左侧面照

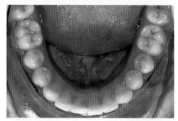

E. 矫治后口内下颌𬌗面照

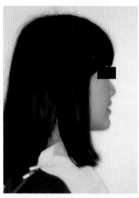

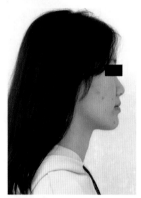

F. 矫治前软组织侧面照　　　　　G. 矫治后软组织侧面照

前牙拥挤排齐后，面型保持良好

图3-65　矫治结束照，面形保持良好

十三　患者内心的探知和主观意愿

很多时候矫治错𬌗畸形属于美容的范畴，因此患者的矫治需求非常重要。矫治计划务必围绕患者的诉求设计实施。有的人可能本身就是不接受拔牙矫治。有的人不仅要求把牙齿排齐，还要求对面型有所改善。这些要求直接决定着是否需要拔牙。

病例1

患者要求不拔牙排齐前牙，最好能一定程度内收。

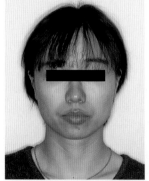

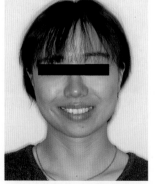

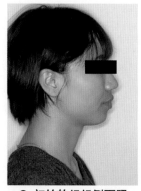

A. 初始软组织正面照　　　　　B. 初始软组织正面微笑照　　　　　C. 初始软组织侧面照

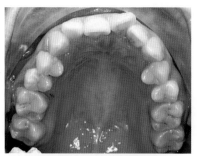

D. 初始口内上颌殆面照

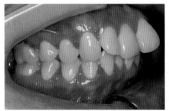

E. 初始口内右侧面照

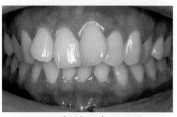

F. 初始口内正面照

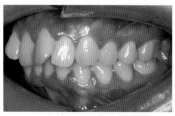

G. 初始口内左侧面照

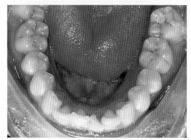

H. 初始口内下颌殆面照

口内检查上前牙Ⅱ度拥挤、Ⅱ度覆盖

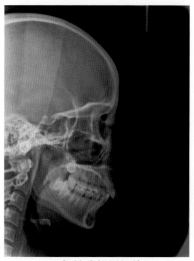

I. 初始头颅侧位片

头侧见上前牙唇倾

图3-66 主诉：牙不齐，嘴突

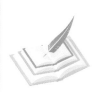

口腔正畸临床高效矫治

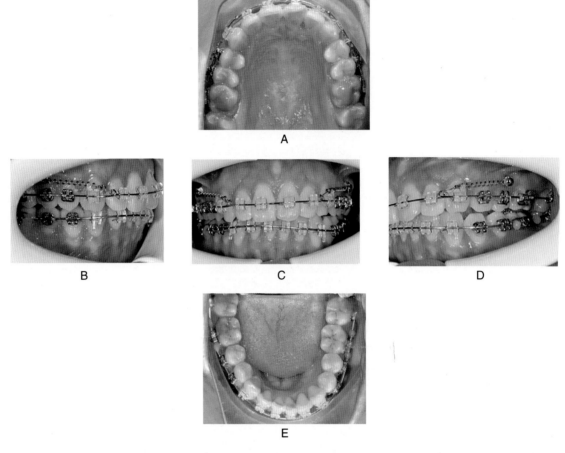

图3-67　使用上颌种植支抗，远中倾斜后牙，内收排齐上前牙

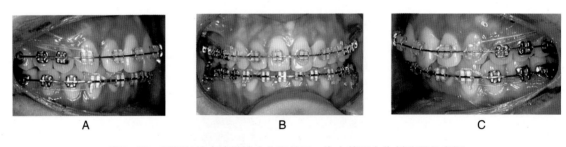

图3-68　下颌种植支抗继续内收下前牙，为上前牙内收创造覆盖空间

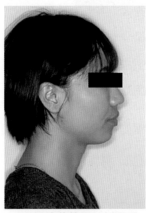
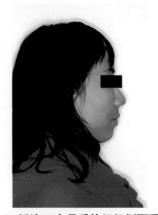

A. 矫治前软组织侧面照　　　　　B. 矫治35个月后软组织侧面照

图3-69　在上下种植支抗的向后的力量作用下，前牙排齐并内收，面型良好

病例2

口内检查，前牙排列基本整齐，咬殆关系良好。为了改善前突面型，采取拔牙矫治方案。

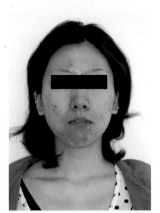

A. 初始软组织正面照

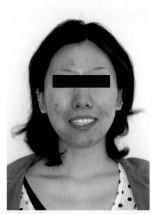

B. 初始软组织正面微笑照

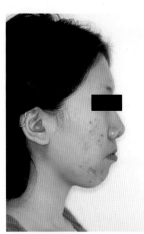

C. 初始软组织侧面照

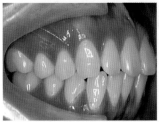

D. 初始口内右侧面照

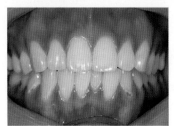

E. 初始口内正面照

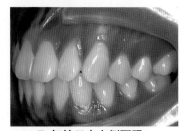

F. 初始口内左侧面照

图3-70 主诉：嘴突，牙突，要求改善面型

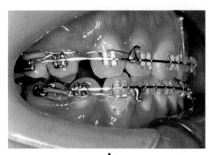

A

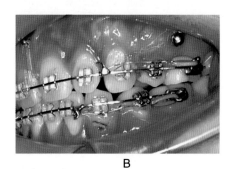

B

图3-71 20个月后

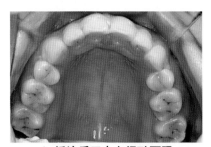

A. 矫治后口内上颌殆面照

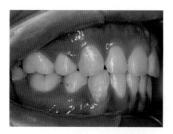
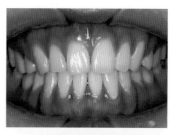
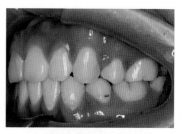

B. 矫治后口内右侧面照　　　　　　C. 矫治后口内正面照　　　　　　D. 矫治后口内左侧面照

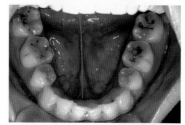

E. 矫治后口内下颌𬌗面照

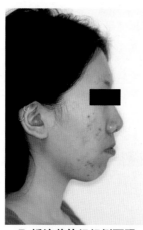
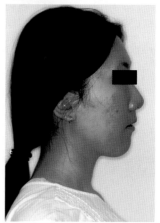

F. 矫治前软组织侧面照　　　　　　G. 矫治后软组织侧面照

拔牙矫治后随着前牙内收，下唇内收明显，面型改善良好

图3-72　矫治前后侧面对比照：下唇内收明显，面型良好

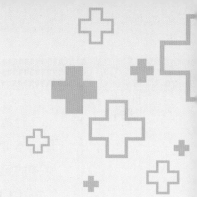

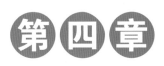

种植支抗及临床使用经验

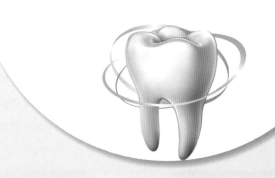

种植支抗给正畸技术带来了革命性的变化，曾经很多复杂的力学设计，不可能的牙齿移动，不可能的面型变化，随着种植支抗的使用逐渐变成现实。但是，种植支抗的引入同样带来新的问题：

（1）如何确保种植支抗植入后的稳定。

（2）如何规避种植支抗对周围组织的损伤。

（3）如何减少或者避免感染。

（4）由于种植支抗与矫治弓丝不在同一层面，因此种植支抗对牙列会造成垂直向分力。使用不当，会产生殆平面的倾斜，出现医源性的偏殆。

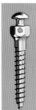

> 医学的魅力就在于，面对人体的复杂多样性，仅凭书本上的些许理论原则，还远远不够。医学是一门实践学科，很多的经验是在错误中产生，逐步积累的。因此病人不仅是我们的衣食父母，更是我们的老师。站在这个角度看，病人对我们的信任就倍加珍贵。

一　上颌种植支抗

上颌骨相对下颌骨骨密度小，上颌磨牙牙根解剖形态容易发生上颌磨牙的近中舌向扭转，因此上颌磨牙通常被认定为弱支抗，绝大多数病例都需要上颌种植支抗（图4-1）。上颌种植支抗的最佳位置应该是牙根间骨量最丰富的地方，即上颌56之间和67之间。有一个理念是我近些年逐渐感悟到的，而且当我感悟到之后，我的种植支抗植入后稳定成功率也迅速上升了，那就是：种植支抗最佳的植入位置不是牙根之间，而是上颌磨牙的颊侧皮质骨（图4-2）。

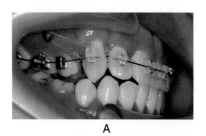
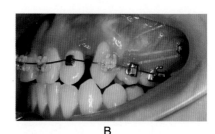

A　　　　　　　　　　　　　　　B

图4-1　上颌种植支抗使用橡皮线远中移动尖牙

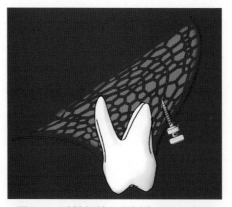

图4-2　种植钉植入颊侧皮质骨示意图

关于这几句话需要如下一些解释内容：

（1）上颌磨牙颊侧骨量足够容纳种植支抗的病例大概占到错𬌗畸形病例的75%，也就是说有25%的病例上颌磨牙没有足够多的颊侧皮质骨，此时种植支抗不得不安放在牙根之间。

（2）牙根之间的种植支抗脱落的原因之一，牙齿自身的生理动度可能会间接撞击种植支抗，久而久之，种植支抗出现松动。

（3）只有细的种植支抗才能植入在磨牙颊侧皮质骨。但是种植支抗越细，越容易在植入中折断。因此上颌我们选择ϕ1.2mm×8mm的种植钉。

（4）种植支抗距离矫治弓丝的垂直向位置影响着牙列的垂直向位置改变，种植支抗的垂直向分力容易造成局部𬌗平面倾斜。相对于主弓丝，种植支抗位置越低，垂直向分力越小，种植支抗位置越高，垂直向分力越大。从临床角度来解释：不拔牙病例，希望上前牙舌倾，种植支抗最好放在距离矫治弓丝近的位置（低位）。拔牙病例，希望上前牙控根移动，种植支抗最好放在距离矫治弓丝稍远的位置（高位）。

上颌种植支抗建议使用直径1.2mm、长8mm的种植钉。对于那些不拔牙希望整体远中移动上牙列或者拔牙内收上前牙的病例，比较合适的种植支抗植入位置是在67之间。因为56之间的种植支抗距离上颌牵引钩的距离比较短，矫治后期加力受限。对于那些颊侧皮质骨量充足的病例，种植支抗植入的位置不必局限在邻牙之间，甚至还可以在磨牙的颊侧。此时植入方向要尽量与牙齿长轴平行，避免伤牙根。反之，如果使用较粗的种植钉，比如2.0mm直径，大多数病例的磨牙颊侧骨皮质厚度无法容纳粗的种植钉，造成皮质骨劈裂，从而出现种植钉松动。

二 如何判断颊侧骨量是否足够

从形态上观察，颊侧骨量多的相对骨壁膨隆。理论虽是如此，实际经验是无法从肉眼识别骨量。很多貌似骨量充足的，其实骨质很松软，或者不是皮质骨，而是厚的黏膜。经验是：要实际动手才行，首先进行与牙齿长轴呈30°角的方向植入颊侧皮质骨，植入过程中的手感可以感知骨组织中的阻力能否稳固种植钉，如果稳固性很低，则开始在牙根间斜行植入，植入的角度是与邻牙长轴呈60°左右。这个角度并不是固定的，而是在缓慢的旋转植入过程中随手感植入，逐渐寻找随稳固性增加的植入方向。

少数情况下，磨牙颊侧骨量很少，不得不将种植支抗与骨壁垂直植入在牙根之间。

种植支抗植入的深度：到达种植钉的穿龈部即可。种植钉头部露出太少，局部牙龈组织的弹性和炎症水肿容易掩盖种植钉，形成凹陷区。容易造成食物积聚，感染。反之种植钉头部露出太多，病人的舒适性较差。

儿童骨改建活跃，相比成人，骨质松软。种植支抗容易脱落。

遇到种植钉松动，需要二次植入时，建议更换种植钉。我的经验是增加种植钉长度要比增加种植钉粗度更有效。比如二次植入时，直径1.4mm、长10mm的种植钉是首选。

种植支抗的加力时机：

种植支抗植入后即刻加力，使用2.0的橡皮线。一个月后使用2.5的橡皮线。主弓丝为镍钛丝阶段，在种植支抗上使用橡皮线加力。主弓丝为不锈钢时，在种植支抗上使用100—150g定力拉簧加力（图4-3—图4-7）。

不要在种植支抗上使用橡皮链，橡皮链上容易积聚食物残渣，不利于维护口腔卫生。容易造成种植钉周围感染，种植钉松动。

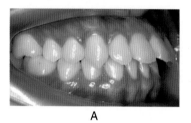 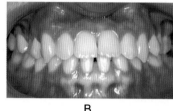 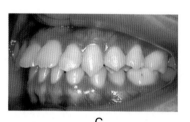

A　　　　　　　　B　　　　　　　　C

图4-3　上前牙唇倾斜，下前牙先天缺失，前牙深覆盖

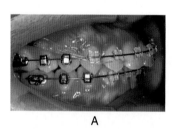 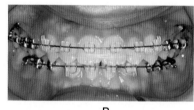 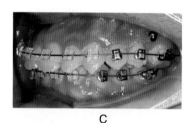

A　　　　　　　　B　　　　　　　　C

图4-4　上颌种植支抗，不拔牙整体内收上前牙，上颌18镍钛丝，种植支抗橡皮线排齐同时内收上前牙

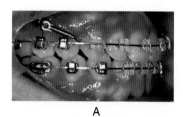 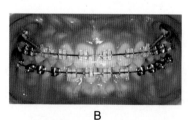 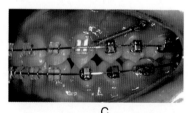

A　　　　　　　　B　　　　　　　　C

图4-5　上颌换丝到1622不锈钢丝，种植支抗配合拉簧整体内收上前牙

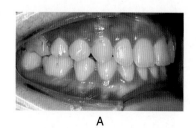 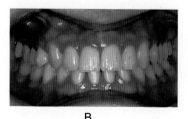 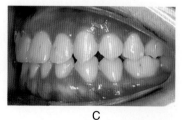

A　　　　　　　　B　　　　　　　　C

图4-6　上前牙充分直立，前牙覆盖正常

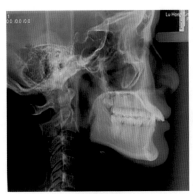
A. 矫治前

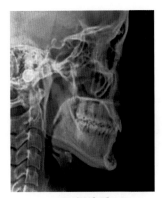
B. 矫治后

图4-7　头侧见：上颌种植支抗整体内收，直立上前牙

三　下颌种植支抗

下颌皮质骨比较硬，容易造成种植钉折断，建议使用不锈钢钉。下颌骨外斜线比较适合种植支抗的植入。下颌67之间、7的颊侧、7的远中颊侧是下颌种植支抗的植入区域。此位置比较靠后，而且这个位置的游离牙龈很容易把种植支抗包裹起来，局部食物残渣不容易清洁，容易造成局部感染，建议选择下颌67之间的颊侧植入。建议使用传动力的弯手柄植入种植支抗，可以确保种植支抗植入的方向与邻牙长轴平行。

绝大多数病例的下颌骨外斜线区有足够的皮质骨，可以容纳种植钉平行于邻牙长轴植入（图4-8）。有少部分病例，下颌颊侧皮质骨骨量不足，此时只能将种植钉斜行植入在牙根之间，下颌 67之间是首选的位置（图4-9）。

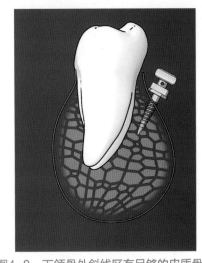
图4-8　下颌骨外斜线区有足够的皮质骨，可以容纳种植钉平行于邻牙长轴植入

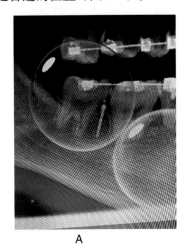
A

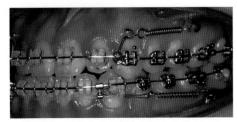
B

图4-9　下颌 67之间是下颌种植支抗的首选位置

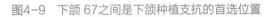

由于下颌骨质密度硬，有一部分病例需要使用1.1mm的专用钻针进行助攻。我的经验是：

（1）儿童，年轻恒牙列患者，可以直接使用传动性弯手柄植入种植支抗（图4-10）。

（2）部分女性成人患者，首先使用传动性弯手柄植入种植支抗。如果超过弯手柄的转矩控制量时，再使用直手柄旋入种植支抗。遇到骨阻力过大时，可以退两圈进三圈的方式缓慢植入。也可以退出种植钉，用1.1mm钻针助攻后再植入。

（3）男性成年病人，下颌骨密度最硬。建议首先用1.1mm钻针助攻后（使用种植机），再用传动弯手柄植入。

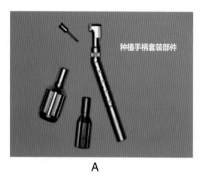 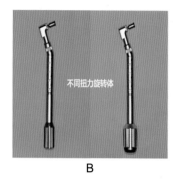 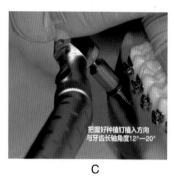

A   B   C

图4-10　使用传动性弯手柄植入种植支抗

使用1.1mm钻针助攻时注意：只需要钻破皮质骨0.5—1mm即可，不要追求全部穿透皮质骨。

（1）钻破皮质骨0.5—1mm可以为自攻性不锈钢种植钉提供足够植入轨道。

（2）在穿透皮质骨的过程中容易造成钻针折断。

下颌种植支抗建议使用不锈钢种植钉：直径为1.5mm，长10mm。之所以使用10mm长，期望种植支抗头部露出牙龈部分尽量多些。我们的研究表明：下颌后牙颊侧在口腔内比较低的位置，容易造成食物堆积。此处的下颌种植支抗容易出现软组织周围炎。下颌种植支抗头部露出的部分长一些更容易清洁，可以预防局部感染。由于下颌种植支抗周围游离软组织比较多，矫治中容易水肿，将种植支抗包埋其中。因此，需要在种植支抗头部栓一个埋伏牙牵引链（图4-11）。在这个埋伏牙牵引链上可以安装橡皮线或者定力拉簧。

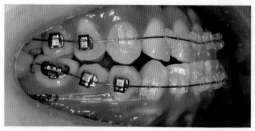

图4-11　在种植支抗头部栓一个埋伏牙牵引链，未来有可能游离黏膜

包裹种植钉，可以继续通过埋伏牙牵引链施加矫治力

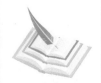

四　上颌腭侧种植支抗

如下几种情况使用腭侧种植支抗：

（1）舌侧矫治。

（2）上颌后牙压低（图4-12）。

（3）间接种植支抗。

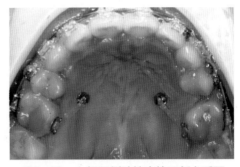

图4-12　上颌腭侧种植支抗压低上后牙

腭部皮质骨较厚，而且上颌腭侧牙根之间的骨量充足，是种植支抗植入的最佳位置。由于位于腭部，可能会造成患者的不适感，但是一周内就会适应。腭侧种植支抗的位置通常在56之间和67之间，距离腭部牙龈缘8mm。我们的经验是：在腭侧建议使用直径为1.5mm、长10mm的不锈钢种植钉。使用传动型弯手柄垂直腭部黏膜植入，植入深度达到种植钉穿龈部即可。如果种植钉头部露出较少，矫治中腭部黏膜水肿容易继续包裹种植支抗，局部清洁不畅会造成腭部种植支抗周围炎。

绝大多数病例中，可以使用传动型弯手柄直接自攻植入（图4-13）。少数病例在植入过程中阻力过大，此时不建议强行植入，应该把种植钉退出后，使用1.1mm钻针助攻之后再植入，如此可以避免种植支抗在致密的腭部黏骨膜中折断。

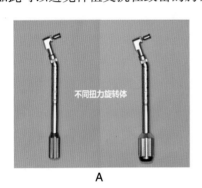

不同扭力旋转体

A

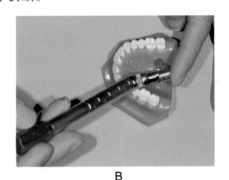

B

图4-13　传动型弯手柄植入种植支抗

间接种植支抗：

某些病例，上颌颊侧骨壁很薄，经过多次尝试无法稳定植入种植支抗。此时可以在腭部植入种植钉制作间接种植支抗（图4-14—图4-16）。使用1725不锈钢丝弯制固定连接杆，将腭部种植钉和上6的腭侧牙冠通过流体树脂连接在一起。此时上颌6就成为间接种植支抗，在矫治病例中做为绝对强支抗发挥作用。

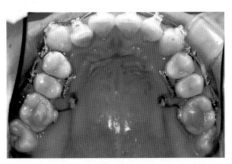

图4-14　上颌腭侧间接种植支抗

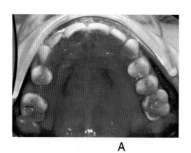
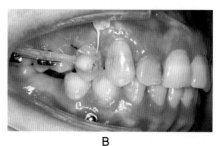

图4-15　上颌单侧5缺失，在上颌34之间植入种植支抗作为间接种植支抗

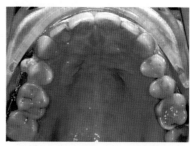

图4-16　在间接种植支抗的辅助下，近中移动上颌6关闭缺牙间隙

五　上颌前牙区种植支抗

理论上只要有骨量的位置就可以植入种植钉。临床病例中通常需要垂直向压低上前牙：

（1）解决露龈笑。

（2）增强对上前牙的正转矩进行控制。

上颌中切牙之间的靠近根尖的附着龈位置是常用的前牙区种植位置（图4-17）。但是还要考虑到上唇系带。唇系带在口腔咀嚼过程中容易造成继发的局部感染，必要时可以在左右两侧12之间植入两颗种植钉替代中切牙之间的一颗种植钉。

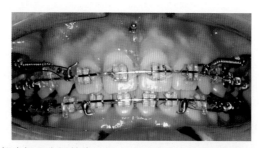

图4-17　上颌中切牙之间的靠近根尖的附着龈位置是常用的前牙区种植位置

前牙区种植钉直径为1.2mm，长度为6mm。前牙区种植钉植入方向为垂直骨壁。植入时务必要观察骨壁的方向，比较上前牙区骨壁呈弧面型态。因此垂直于骨壁的方向通常是向上向后的方向。使用橡皮线将垂直向上的力量加载在前牙区主弓丝上。种植钉头部容易造成唇黏膜创伤性溃疡，好方法是：在种植钉头部包裹上弹性树脂（图4-18）。

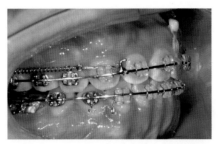

图4-18　在种植钉头部包裹上弹性树脂

六　下前牙区种植支抗

　　由于下前牙骨壁很薄，而且下前牙切牙根尖骨量非常少。因此下前牙区种植支抗稳定很差。而且下前牙区唇侧，游离黏膜位置高，容易出现下前牙种植钉头部周围感染。因此临床病例中用到下前牙区种植支抗的概率很低。毕竟压低下前牙有很多有效的方法，多用弓、压低辅弓、零度转矩摇椅弓濠等。如必须在下前牙区植入种植支抗（图4-19），建议的尺寸是：直径为1.2mm，长6mm。

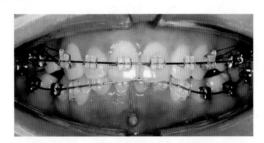

图4-19　下前牙区种植支抗压低下前牙

七　关于种植支抗的稳定性

　　有很多原因影响着种植支抗的稳定性：

　　（1）解剖结构。种植支抗的稳定性取决于种植钉在皮质骨内的长度。临床经验表明，下颌骨种植支抗和腭部种植支抗的稳定性比较高，其次是上颌后牙区种植支抗。前牙区种植支抗的稳定性最差。

　　（2）种植钉的尺寸。临床经验表明，种植支抗最好植入在磨牙颊侧皮质骨，而不是牙根之间。因此只有直径较小的种植钉才比较适合在并不足够多的磨牙颊侧骨量。种植支抗脱落，二次植入时，建议增加种植钉的长度而不是增加种植钉的粗度（直径）。二次植入时建议用直径1.4mm，长10mm的种植钉。

　　（3）患者的口腔卫生习惯。口腔卫生差，很容易造成种植支抗感染、松脱。我们建议患者使用电动冲牙器保持种植钉周围清洁。

　　（4）种植支抗的加力方式。种植支抗即刻加力，第一个月力量50g左右，第二月力量在100g左右，两个月之后可以把力量增加到150—200g。我们曾经比较过，即刻加力和等待一个月之后再加力的稳定性：即刻加力可以提高种植支抗的稳定性，相反等待一个月之后容易松脱。分析原因，我们认为，即刻加力可以把种植支抗和牙列之间形成相互支持的稳定结构，有利于增加种植支抗的稳定性。

（5）医生的技术经验。学习曲线的规律决定着使用种植支抗的医生初期稳定性低，随着经验积累，种植支抗稳定性逐步增加。

八　种植支抗的副作用

种植支抗为正畸技术的提高带来了革命性变化，同样也带来很多相应的问题。主要原因就是种植支抗与主弓丝在不同的平面上，来自种植支抗的垂直向分力会对弓丝产生垂直向压入的作用（图4-20），左右不对称的垂直向分力，加上左右不对称的咬𬌗力共同作用容易造成横向𬌗平面倾斜（图4-21），下颌骨的位置随之出现偏斜。因此，我们发现使用种植支抗的病例中出现偏斜的情况多于不使用种植支抗的病例。

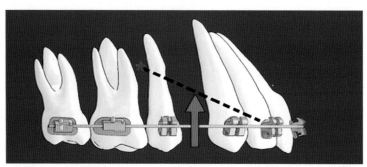

图4-20　种植支抗与主弓丝在不同的平面上，来自种植支抗的垂直向分力会对弓丝产生垂直向压入力

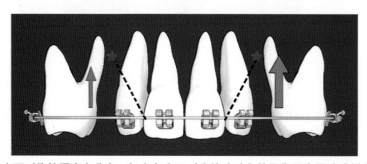

图4-21　左右不对称的垂直向分力，加上左右不对称的咬𬌗力共同作用容易造成横向𬌗平面倾斜

如何减少这种副作用呢？

（1）主弓丝要足够硬。

种植支抗的垂直向分力容易造成弓丝发生形变，主要表现在双尖牙区域出现颊倾。建议的弓丝顺序是：14镍钛、18镍钛、18不锈钢或者20不锈钢丝。①弓丝结扎时，要松，如此既可以防止前牙排齐时出现唇倾，减少弓丝与槽沟之间的摩擦力，又可以快速地将主弓丝更换到18不锈钢丝。②不锈钢弓丝的后牙段缩窄，抵消种植支抗加力造成的双尖牙区颊倾。

种植支抗控制前牙段的时候，通过弓丝对后牙段造成压入的力量和远中倾斜的力量。弓丝压入的力量会造成后牙段的颊倾和开𬌗。解决方案：①MBT托槽本身设定的后牙段负转矩能够抵消后牙颊倾，因此建议的弓丝尺寸为1725不锈钢丝。但是有时候托槽内的负转矩表达还不够，必要时需要在方丝上加载额外的负转矩。②上下后牙之间的颌间牵引能够有效地减小后牙段开𬌗。

（2）来自种植支抗的力量要轻。

主弓丝为镍钛丝时，在种植支抗上使用橡皮线加力。

主弓丝为不锈钢丝时，在种植支抗上使用定力拉簧（100—150g定力拉簧）

（3）如果不需要种植支抗的垂直向分力，植入时尽量将种植支抗靠近弓丝平面。

不拔牙病例，使用种植支抗的意义是内收上前牙，直立上前牙。对上前牙施加冠舌向的负转矩。因此种植支抗垂直向分力是有害的。植入时尽量将种植支抗靠近弓丝平面，但是越靠近弓丝平面的牙槽骨边缘越是松质骨，松质骨不利于种植支抗的稳定。

（4）将种植支抗与后牙固定连接，形成间接种植支抗。通过1725不锈钢丝将种植支抗与邻牙固定连接。这种后牙的间接种植支抗，可以将矫治力限定在弓丝平面。由此可以避免垂直向分力。

（5）每次复诊要仔细观察前牙角度和位置，必要时立刻停止种植支抗加力。这一点是临床医生最容易忽略的问题。

病例1

成人，不拔牙整体内收前牙，女，22岁，主诉：牙突。面型：下颌颏部前突。

（初始照片）

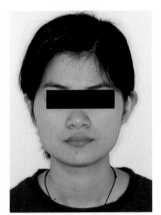
A. 初始软组织正面照

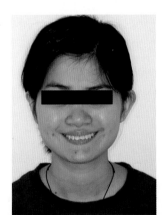
B. 初始软组织正面微笑照

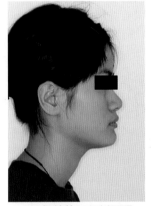
C. 初始软组织侧面照

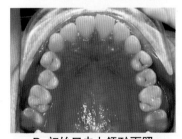
D. 初始口内上颌𬌗面照

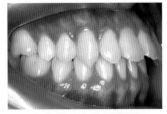
E. 初始口内右侧面照

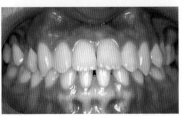
F. 初始口内正面照

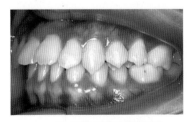
G. 初始口内左侧面照

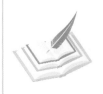

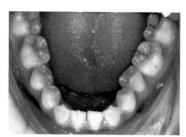

H. 初始下颌𬌗面照

口内检查见，上前牙唇倾斜，深覆盖，下前牙先天缺失两个中切牙

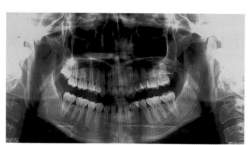

I. 初始曲面断层片

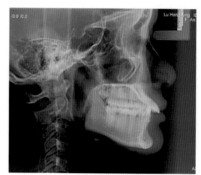

J. 初始头颅侧位片

图4-22　头侧见：低角、上前牙唇倾

　　由于患者是低角，而且前牙区不存在拥挤，下颌颏部形态突出，因此矫治方案为不拔牙。上颌种植支抗充分直立内收上前牙。

　　此阶段上颌为18镍钛丝，种植支抗配合橡皮线整体内收上前牙。

　　（1矫治中）

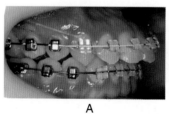

A

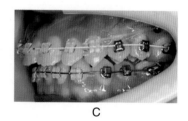

C

图4-23　上前牙切端使用橡皮线，施加负转矩直立上前牙

　　（2矫治中）

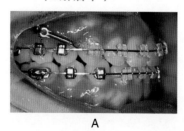

A

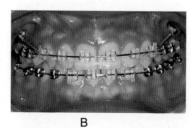

B

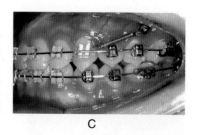

C

图4-24　上颌弓丝为1622不锈钢丝，上颌种植支抗配合定力拉簧内收直立上前牙

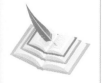

（3矫治中）

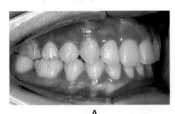
A

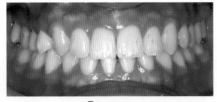
B

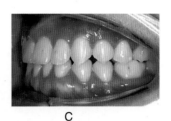
C

图4-25　矫治结束后，前牙覆盖正常。上前牙直立

（4矫治后照片）

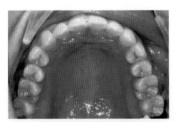
A. 矫治后上颌𬌗面照

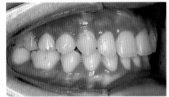
B. 矫治后口内右侧面照

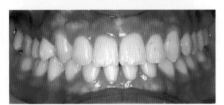
C. 矫治后口内正面照

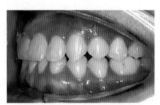
D. 矫治后口内左侧面照

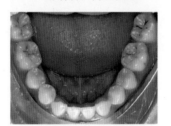
E. 矫治后下颌𬌗面照

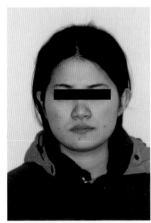
F. 矫治后软组织正面照

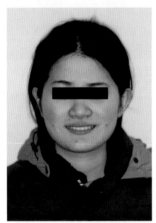
G. 矫治后软组织正面微笑照

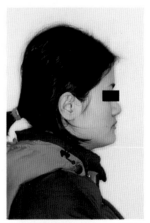
H. 矫治后软组织侧面照

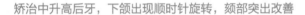
矫治中升高后牙，下颌出现顺时针旋转，颏部突出改善

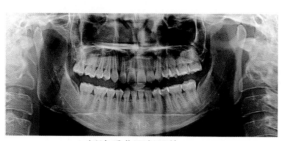

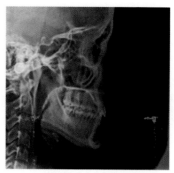

I. 矫治后曲面断层片

J. 矫治后头颅侧位片

图4-26　头侧见，上前牙直立，前牙覆盖正常

（5矫治前后口内对比照）

矫治后前牙保持直立，面型良好，颏部形态恢复正常。

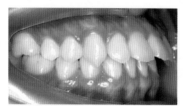

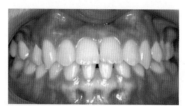

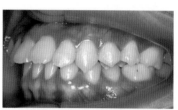

A. 矫治前口内右侧面照

B. 矫治前口内正面照

C. 矫治前口内左侧面照

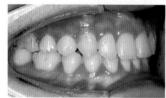

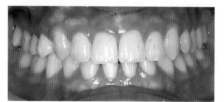

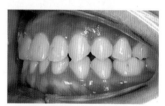

D. 矫治后口内右侧面照

E. 矫治后口内正面照

F. 矫治后口内左侧面照

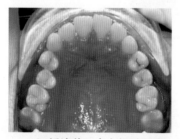

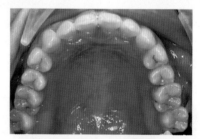

G. 矫治前口内上颌𬌗面照

H. 矫治后口内上颌𬌗面照

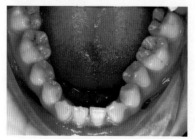

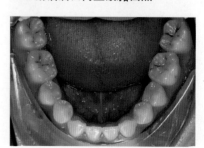

I. 矫治前口内下颌𬌗面照

J. 矫治后口内下颌𬌗面照

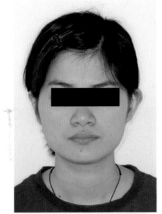

K. 矫治前软组织正面照

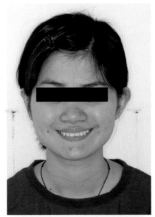

L. 矫治前软组织正面微笑照

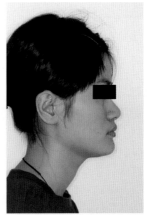

M. 矫治前软组织侧面照

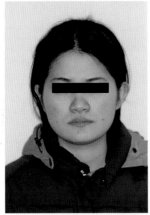

N. 矫治后软组织正面照

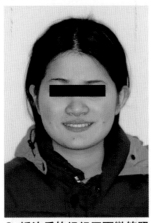

O. 矫治后软组织正面微笑照

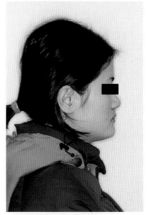

P. 矫治后软组织侧面照

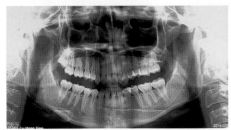

Q. 矫治前曲面断层片

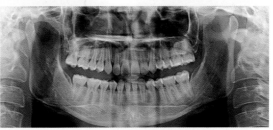

R. 矫治后曲面断层片

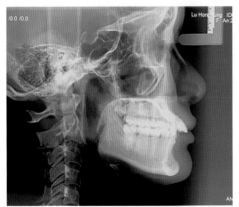

S. 矫治前头颅侧位片

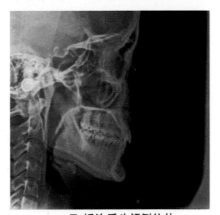

T. 矫治后头颅侧位片

图4-27　矫治前后面型对比，矫治后面部形态良好

病例2

青少年前牙拥挤，使用种植支抗不拔牙排齐。

女，13岁，前牙不齐、面型良好。

（初始照片）

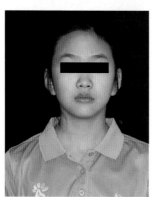 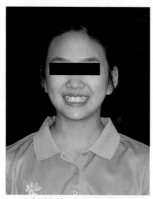 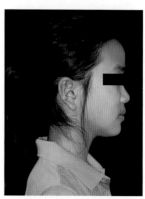

A. 初始软组织正面照　　　　B. 初始软组织正面微笑照　　　　C. 初始软组织侧面照

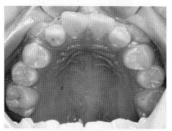

D. 初始口内上颌𬌗面照

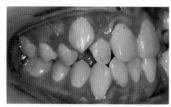 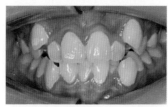 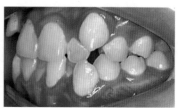

E. 初始口内右侧面照　　　　F. 初始口内正面照　　　　G. 初始口内左侧面照

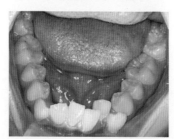

H. 初始口内下颌𬌗面照

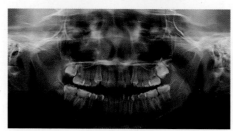

I. 初始曲面断层片

上颌尖牙颊向阻生，上前牙区 Ⅲ 度拥挤，下前牙区 Ⅱ 度拥挤

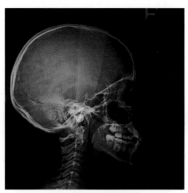

J. 初始头颅侧位片

头侧见上下前牙位置正常，覆盖正常，均角偏高角

图4-28　患者家长要求不拔牙矫治，因此矫治方案为上下种植支抗，远中移动尖牙，排齐前牙

（1矫治中）

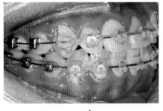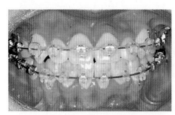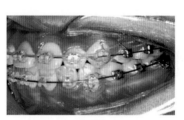

A　　　　　　　　　　　　　B　　　　　　　　　　　　　C

图4-29　矫治后前牙排齐，覆𬌗覆盖正常

（2矫治后照片）

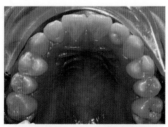

A. 矫治后口内上颌𬌗面照

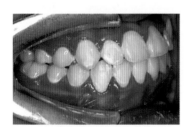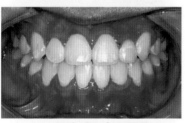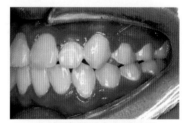

B. 矫治后口内右侧面照　　　　C. 矫治后口内正面照　　　　D. 矫治后口内左侧面照

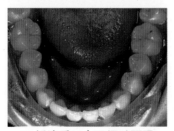

E. 矫治后口内下颌𬌗面照

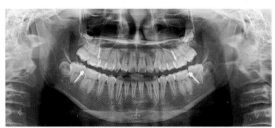

F. 矫治后曲面断层片

曲断见上下后牙区种植支抗

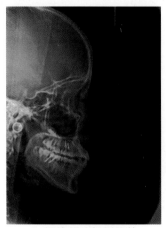

G. 矫治后头颅侧位片

头侧见，上下前牙未见明显唇倾

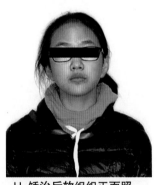 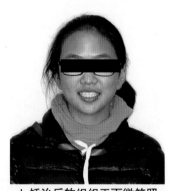 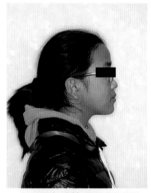

H. 矫治后软组织正面照　　I. 矫治后软组织正面微笑照　　J. 矫治后软组织侧面照

图4-30　矫治后，面型良好

（3矫治前后口内像对比）

前牙拥挤解除，咬殆关系良好。

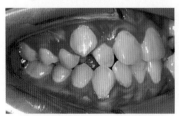 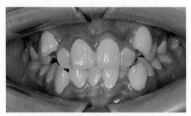 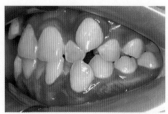

A. 矫治前口内右侧面照　　B. 矫治前口内正面照　　C. 矫治前口内左侧面照

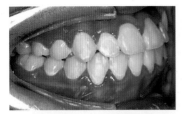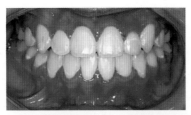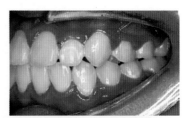

D. 矫治后口内右侧面照　　　　　E. 矫治后口内正面照　　　　　F. 矫治后口内左侧面照

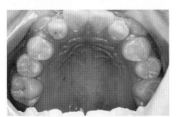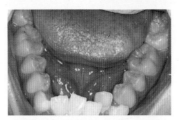

G. 矫治前口内上颌殆面照　　　　　　H. 矫治前口内下颌殆面照

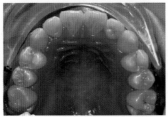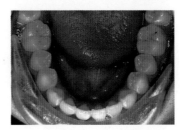

I. 矫治后上颌殆面照　　　　　　J. 矫治后口内下颌殆面照

图4-31　口内矫治前后对比，解除拥挤，咬殆关系良好

（4矫治前后面型及X光片对比）

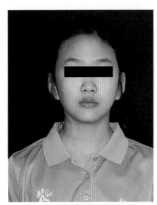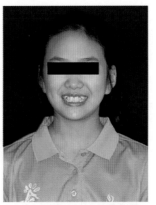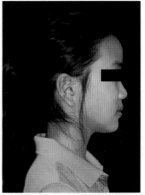

A. 矫治前软组织正面照　　　　B. 矫治前软组织正面微笑照　　　　C. 矫治前软组织侧面照

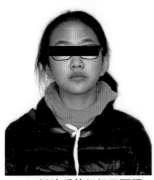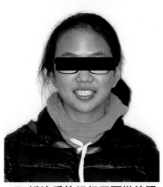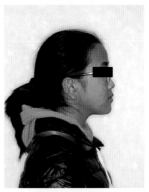

D. 矫治后软组织正面照　　　　E. 矫治后软组织正面微笑照　　　　F. 矫治后软组织侧面照

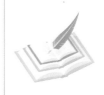

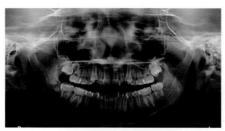
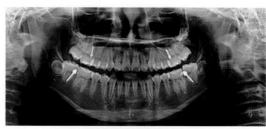

G. 矫治前曲面断层片　　　　　　　　　　H. 矫治后曲面断层片

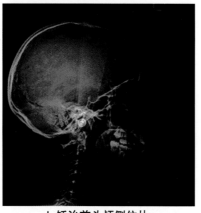
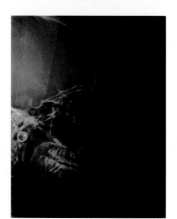

I. 矫治前头颅侧位片　　　　　　　　　　J. 矫治后头颅侧位片

图4-32　矫治后，面型良好

病例3

成人前突拔牙矫治病例，间接种植支抗。

女，23岁，主诉：嘴突。

（初始照片）

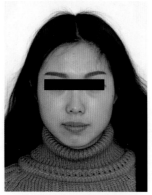
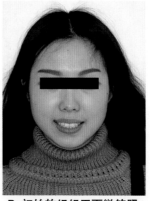
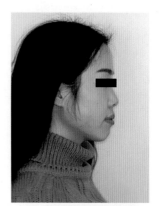

A. 初始软组织正面照　　　　B. 初始软组织正面微笑照　　　　C. 初始软组织侧面照

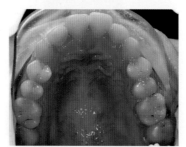

D. 初始口内上颌𬌗面照

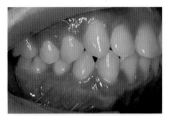
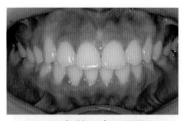
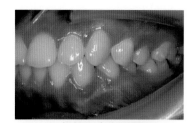

D. 初始口内右侧面照　　　　E. 初始口内正面照　　　　F. 初始口内左侧面照

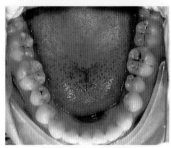

G. 初始口内上颌殆面照

图4-33　矫治前

矫治方案：拔除上下4，上颌种植支抗。由于颊侧种植支抗经常脱落，因此设计腭部间接种植支抗。

（1矫治中）

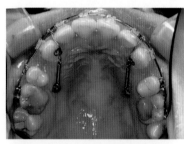

A

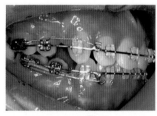
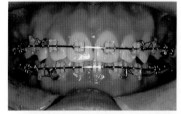
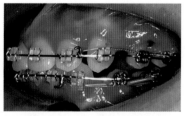

B　　　　　　　　　　C　　　　　　　　　　D

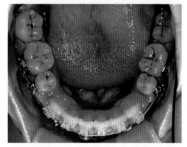

E

图4-34　腭部间接种植支抗

（2矫治中）

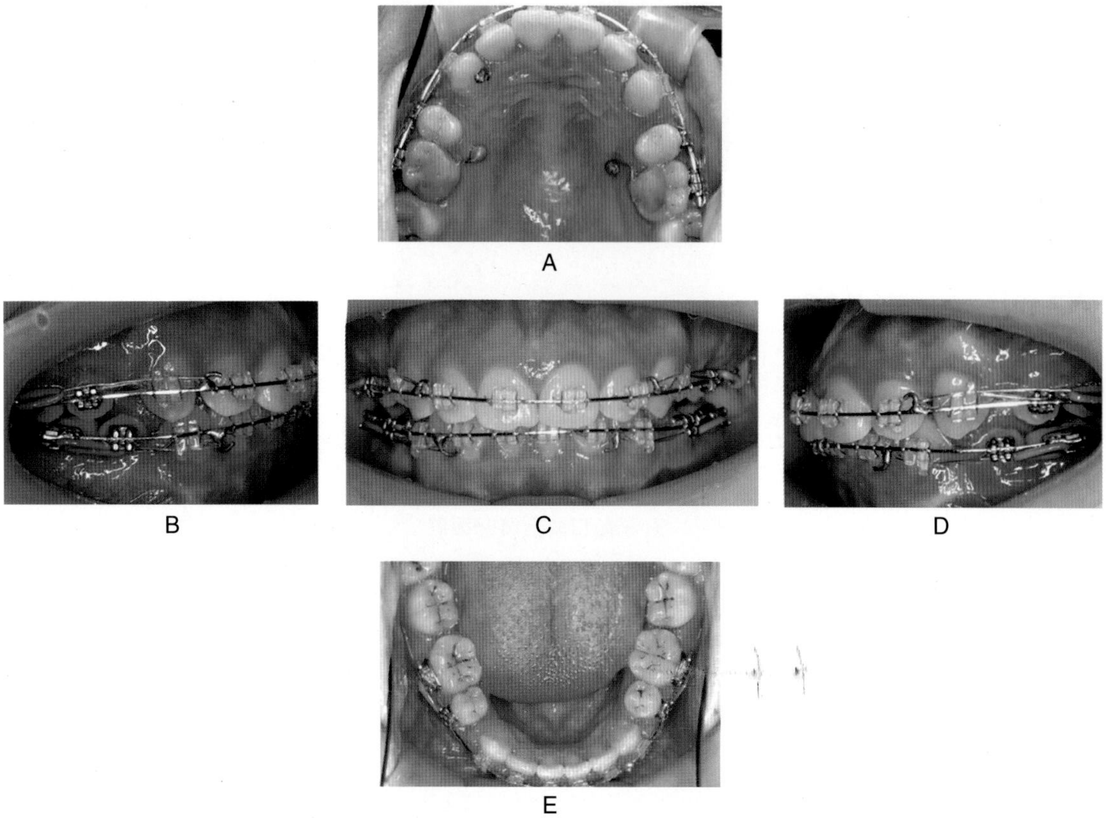

图4-35　矫治中：上颌腭侧1725不锈钢丝弯制间接种植支抗，1925不锈钢丝滑动关闭间隙

（3矫治中）

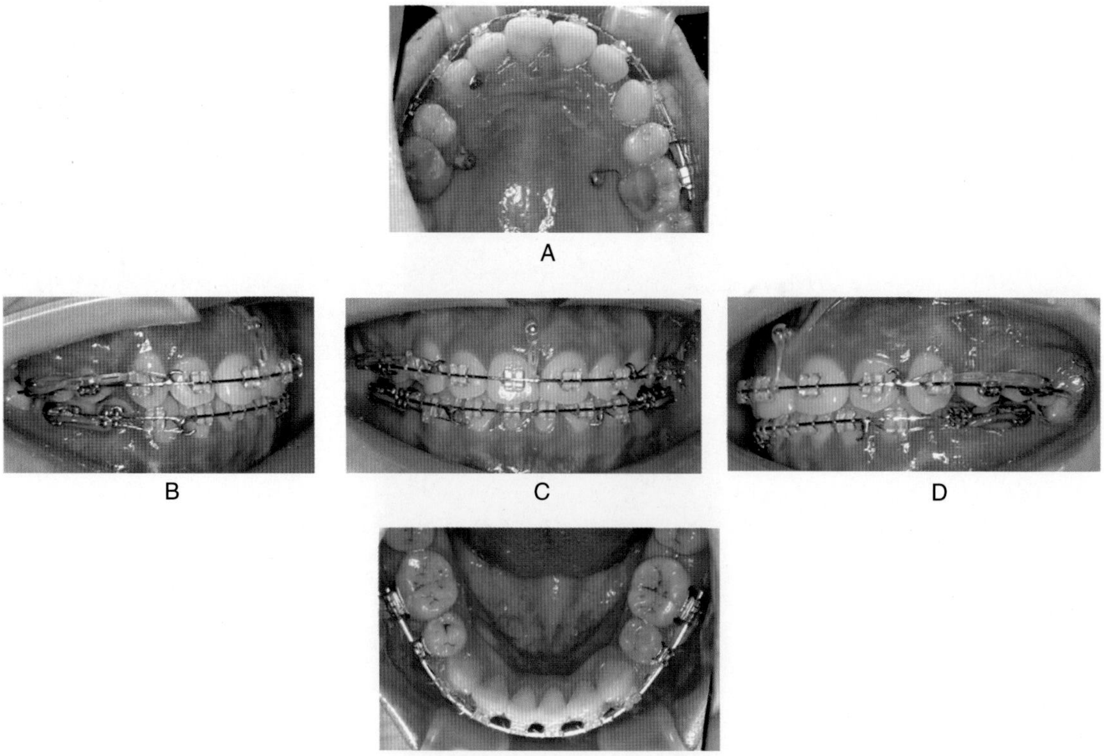

图4-36　矫治中，上前牙舌倾出现伸长，有露龈笑，上前牙区种植支抗垂直压低

（4矫治中）

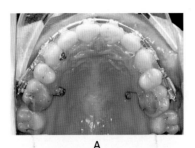

A

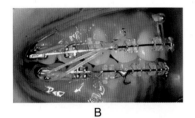

B

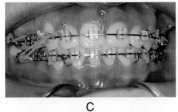

C

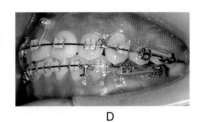

D

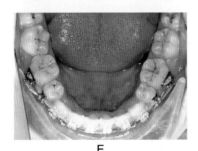

E

图4-37　右侧Ⅱ类牵引调整中线偏斜

（5矫治后照片）

矫治后上下前牙内收直立，前牙覆𬌗覆盖正常。

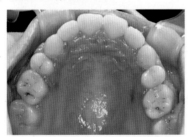

A. 矫治后口内上颌𬌗面照

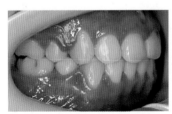

B. 矫治后口内上颌右侧面照

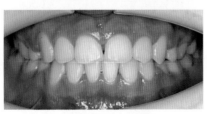

C. 矫治后口内正面照

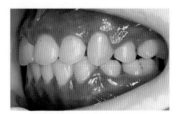

D. 矫治后口内左侧面照

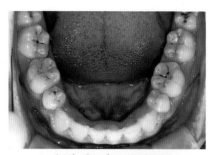

E. 矫治后口内下颌𬌗面照

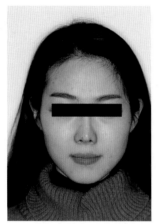 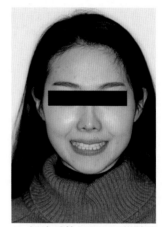 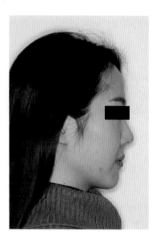

F. 矫治后软组织正面照　　　　G. 矫治后软组织正面微笑照　　　　H. 矫治后软组织侧面照

图4-38　矫治后，面型改善良好

（6矫治后一年照片）

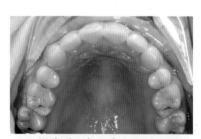

A. 矫治后一年口内上颌𬌗面照

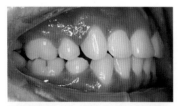 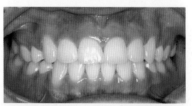 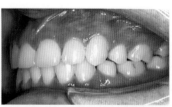

B. 矫治后一年口内上颌右侧面照　　C. 矫治后一年口内正面照　　D. 矫治后一年口内左侧面照

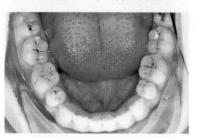

E. 矫治后一年口内下颌𬌗面照

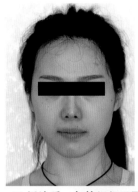
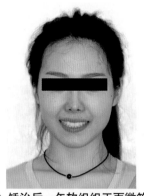
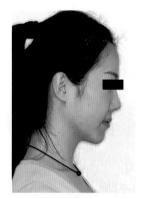

F. 矫治后一年软组织正面照　　G. 矫治后一年软组织正面微笑照　　H. 矫治后一年软组织侧面照

图4-39 术后1年复查

（7矫治前与矫治后口内对比照）

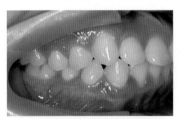
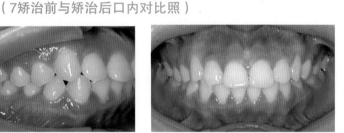
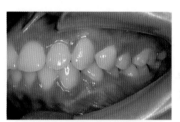

A. 矫治前口内右侧面照　　　　B. 矫治前口内正面照　　　　C. 矫治前口内左侧面照

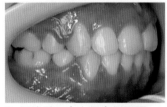
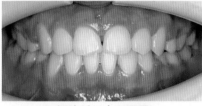
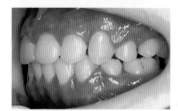

D. 矫治后口内上颌右侧面照　　E. 矫治后口内正面照　　　　F. 矫治后口内左侧面照

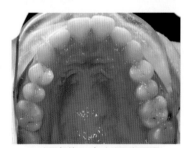
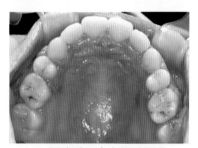

G. 矫治前口内上颌𬌗面照　　　　　H. 矫治后口内上颌𬌗面照

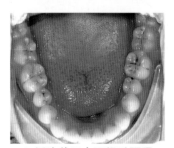
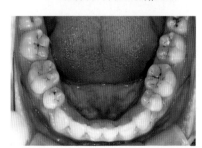

I. 矫治前口内下颌𬌗面照　　　　　J. 矫治后口内下颌𬌗面照

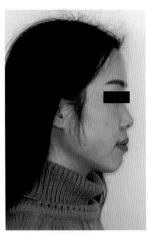 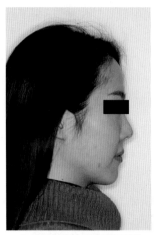 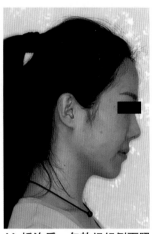

K. 矫治前软组织侧面照　　　　L. 矫治后软组织侧面照　　　　M. 矫治后一年软组织侧面照

图4-40　上下前牙明显内收，转矩正常

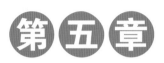

第五章

骨性Ⅱ类错殆畸形矫治细节

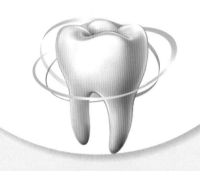

本章重点讨论的是没有生长发育潜力的骨性Ⅱ类病例。

临床经验表明，影响Ⅱ类的矫治效果主要就是垂直向的问题。简而言之，Ⅱ类低角（图5-1）的矫治难度低一些，Ⅱ类高角（图5-2）的矫治难度高一些。

如果采用不拔牙矫治的方法，Ⅱ类低角的矫治效果相对好一些，Ⅱ类高角的矫治效果相对差一些。

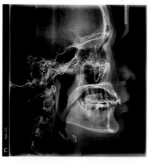 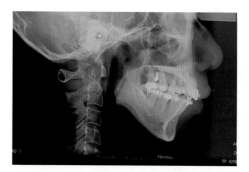

图5-1　Ⅱ类低角　　　　　　　　　　　图5-2　Ⅱ类高角

 骨性Ⅱ类低角的矫治策略

面型良好，前牙拥挤程度不明显的Ⅱ类低角或者Ⅱ类Ⅱ分类，比较适合采用种植支抗辅助的不拔牙矫治方法。

矫治的方向是：

（1）上前牙控根内收或者保持上前牙位置直立（图5-3）。

（2）保持下前牙直立，防止下前牙排齐过程中出现唇倾（图5-4）。

（3）压低后牙高度（图5-5）。

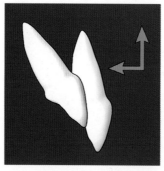 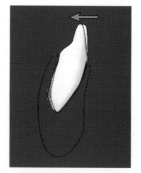

图5-3　上前牙控根内收或者保持　　　图5-4　保持下前牙直立，防止下前
　　　　上前牙位置直立　　　　　　　　　　　牙排齐过程中出现唇倾

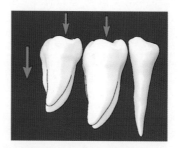

图5-5　压低后牙高度

矫治技术的关键点是：

（1）上颌后牙种植支抗或者口外弓给上牙列向后的力量，同时上前牙施加正转矩。不仅方丝可以施加正转矩，前牙区具有压低力量的圆丝同样也可以对上前牙施加正转矩（图5-6）。向后的力量配合正转矩，就可以产生对上前牙牙根腭向移动的力量。

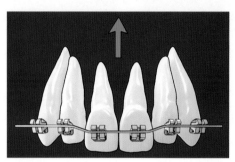

图5-6　前牙区具有压低力量的圆丝同样也可以对上前牙施加正转矩

一般随着舌倾的上前牙直立，上前牙的垂直向高度会自然压低，露龈笑获得改善。必要时，也可以使用上前牙区的种植支抗，继续压低上前牙，解决露龈笑。

（2）下前牙排齐时为了防止下前牙唇倾，可以使用Ⅲ类牵引，或者下颌种植支抗（图5-7），或下牙列必要的片切。

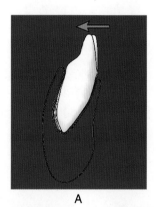

A

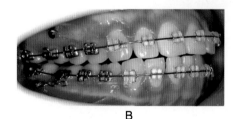 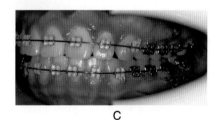

B　　　　　　　　　　　　　　C

图5-7　下颌种植支抗，给下牙列施加向后的力量，防止下前牙排齐时出现唇倾

（3）随着弓丝逐渐变硬，维持下前牙直立，下颌后牙会被压低和远中直立（图5-8）。

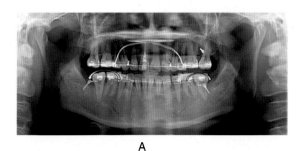 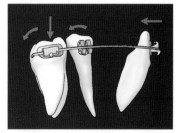

A　　　　　　　　　　　　　　B

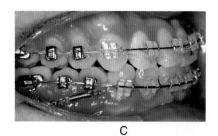

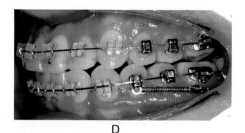

C   D

图5-8　随着弓丝逐渐变硬，维持下前牙直立，下颌后牙会被压低和远中直立

病例1

初始资料：凹面型，安氏Ⅱ类Ⅱ分类，深覆𬌗前牙拥挤，骨性Ⅱ类，低角。

主诉：前牙不齐，深咬𬌗。

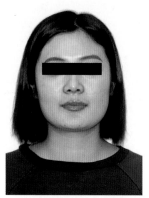

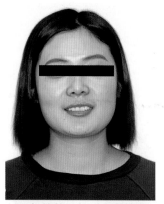

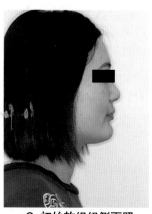

A. 初始软组织正面照　　　　　B. 初始软组织正面微笑照　　　　　C. 初始软组织侧面照

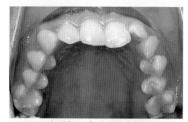

D. 初始口内上颌𬌗面照

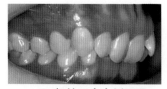

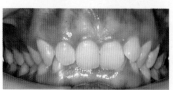

E. 初始口内右侧面照　　　　　F. 初始口内正面照　　　　　G. 初始口内左侧面照

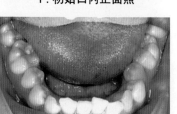

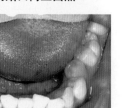

H. 初始口内下颌𬌗面照

前牙深覆𬌗，前牙拥挤

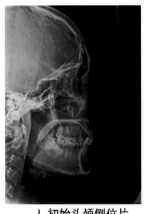

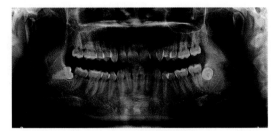

I. 初始头颅侧位片　　　　　　J. 初始曲面断层片

临床X线检查：骨性Ⅱ类，低角

图5-9　初始资料

（1矫治中）

　　上颌换到1925不锈钢丝，直立上前牙。下颌换到1925不锈钢丝打开咬殆，同时利用下前牙托槽内预置的负转矩，直立下前牙，减小下前牙排齐时出现的唇倾。

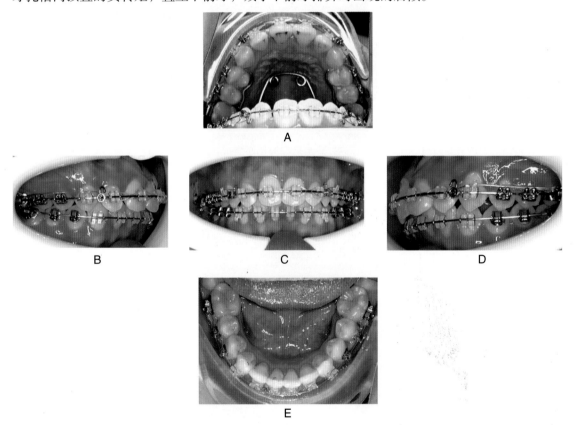

图5-10　矫治方案为不拔牙排齐，上颌扩弓，直立后牙

（2矫治中）

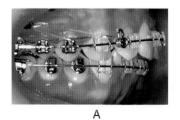 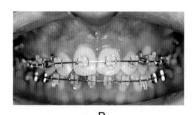 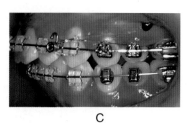

A   B   C

图5-11 上前牙排齐，直立后，出现前牙唇倾；上颌种植支抗内收前牙，

同时上前牙种植支抗压低上前牙，解除露龈笑

（3矫治后）

矫治后，前牙覆𬌗覆盖正常。

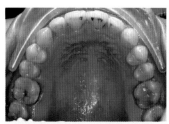

A. 矫治后口内上颌𬌗面照

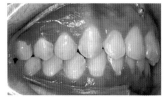 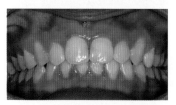 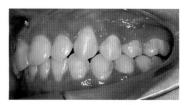

B. 矫治后口内右侧面照   C. 矫治后口内正面照   D. 矫治后口内左侧面照

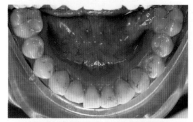

E. 矫治后口内下颌𬌗面照

矫治前后对比：面型保持良好，颏唇沟变浅，前牙恢复正常转矩。

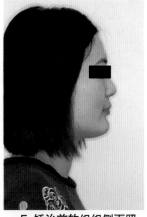 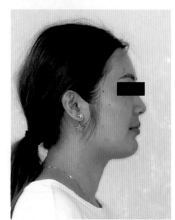

F. 矫治前软组织侧面照   G. 矫治后软组织侧面照

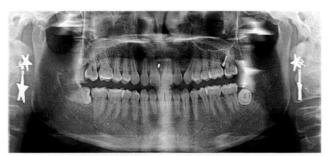

H. 矫治后曲面断层片

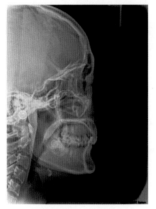

I. 矫治前头颅侧位片

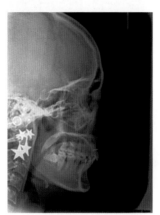

J. 矫治后头颅侧位片

图5-12　矫治后，前牙覆殆覆盖正常

二　骨性Ⅱ类矫治过程中后牙殆平面的控制

　　众多生长发育的研究都在指向：牙列垂直向的发育和殆平面的倾斜角度影响着颅颌面复合体的发育及骨性错殆畸形的形成。牙列垂直向发育不足加上殆平面陡峭倾斜会迫使下颌后缩形成骨性Ⅱ类（图5-13）。后部殆平面向前下倾，陡峭。矫治中整平后部殆平面，改变殆平面垂直向高度（上下后牙的高度）和殆平面角度可以控制下颌骨前后向位置。从而矫治骨性错殆畸形，引导下颌骨逆时针向前向上旋转（图5-14）。

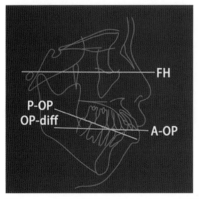

图5-13　牙列垂直向发育不足加上殆平面陡峭倾斜会迫使下颌后缩形成骨性Ⅱ类

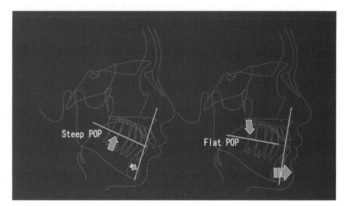

图5-14　矫治中整平后部殆平面，改变殆平面垂直向高度（上下后牙的高度）和殆平面角度，可以控制下颌骨前后向位置，从而矫治骨性错殆畸形，引导下颌骨逆时针向前向上旋转

为了促进下颌前伸，要考虑三点。

（1）上前牙压入内收，去除下颌前伸时前牙的咬殆干扰（图5-15）。

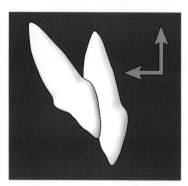

图5-15 上前牙压入内收

（2）下前牙直立内收，牙齿移动的方向和骨骼移动的方向是相反的。下前牙内收，创造出的前牙区覆盖能够允许下颌前伸（图5-16）。

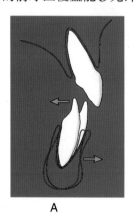 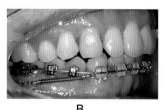 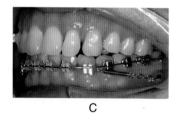

A   B   C

图5-16 下前牙内收，创造出的前牙区覆盖能够允许下颌前伸

（3）压低上下后牙，去除下颌前伸时后牙区的咬殆干扰。整平后部殆平面，上下牙尖最大接触的咬殆关系可以引导下颌处于前伸的位置（图5-17）。

矫治的关键点是，上下后牙区的种植支抗，和有些时候必要的上前牙区种植支抗。

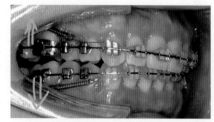

图5-17 上下种植支抗内收上下前牙的同时，压低上下后牙，

去除下颌前伸时后牙区的咬殆干扰

病例2

主诉：上颌前突下颌后缩。

（1初始照片）

面部肌肉薄，颧骨突出，颊肌萎缩，因此采用不拔牙矫治，整体内收上下前牙。

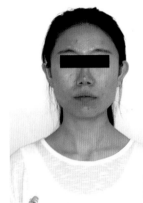 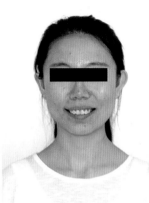 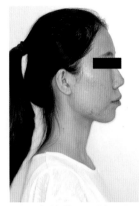

A. 初始软组织正面照　　　　　B. 初始软组织正面微笑照　　　　C. 初始软组织侧面照

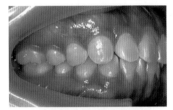 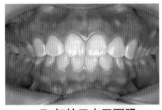 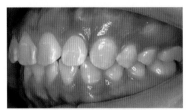

D. 初始口内右侧面照　　　　　E. 初始口内正面照　　　　　F. 初始口内左侧面照

图5-18　初始资料，上颌前突下颌后缩

（2矫治中）

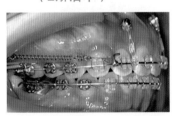 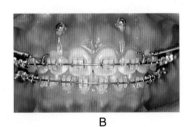 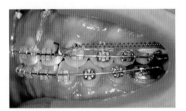

A　　　　　　　　　　　B　　　　　　　　　　　C

图5-19　上前牙种植支抗压入内收

（3矫治中）

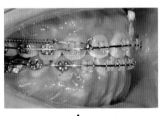 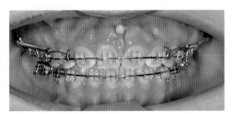 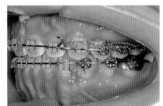

A　　　　　　　　　　　B　　　　　　　　　　　C

图5-20　上颌种植支抗Ⅲ类牵引，直立下前牙，远中直立下后牙

（4矫治后）

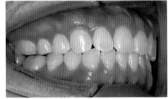 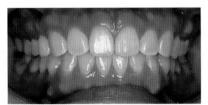 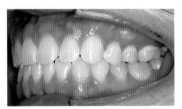

A. 结束口内右侧面照　　　　　B. 结束口内正面照　　　　　C. 结束口内左侧面照

图5-21　前牙排齐后，上下前牙保持直立

（5矫治前后面相对比）

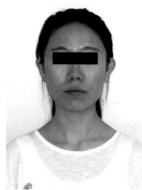
A. 矫治前软组织正面照

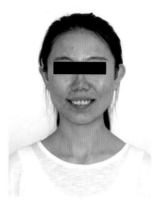
B. 矫治前软组织正面微笑照

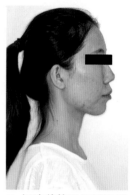
C. 矫治前软组织侧面照

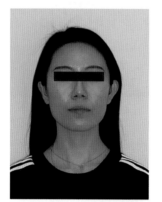
D. 矫治后软组织正面照

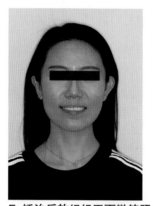
E. 矫治后软组织正面微笑照

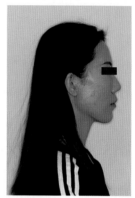
F. 矫治后软组织侧面照

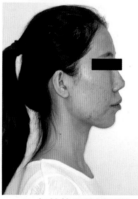
G. 初始软组织侧面照

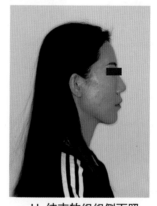
H. 结束软组织侧面照

图5-22　矫治后：上颌内收，下颌颏部明显

三　骨性II类高角的矫治策略

II类高角的患者主诉往往是上颌前突，下颌后缩，前牙不齐。

解决这类问题的关键点是如何内收上颌，逆时针旋转下颌。

（1）内收上颌：上前牙控根压入内收，随着牙根的腭向移动上颌A点才能后移。

（2）逆时针旋转下颌，颏部形态改善：降低后牙高度，整平后部𬌗平面，充分内收同时压低下前牙。

　　Ⅱ类高角，下颌后缩，上下前牙唇倾，有效的矫治方案是拔牙矫治。随着拔牙带来的后牙高度的降低，下颌会出现逆时针旋转，下颌B点出现向上向前旋转，下颌颏部形态显得突出，有利于改善Ⅱ类面型。

　　假设这是一个Ⅱ类拔牙上下4的病例（图5-23）。

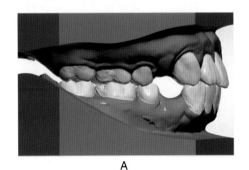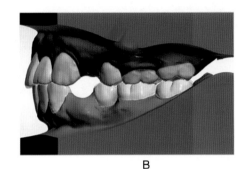

A　　　　　　　　　　　　　　B

图5-23　Ⅱ类拔牙病例，上下4

最重要的Ⅱ类矫治方向是：

通过移动牙齿使得殆平面逆时针旋转，从而引导下颌逆时针旋转。

（1）上前牙内收的同时，还要压低。

　　上前牙内收，解决Ⅱ类的上颌前突。上前牙内收时出现的直立通常会随之出现伸长（图5-24、图5-25）。但是上前牙伸长，会使下颌不得不处于向后的位置（图5-26），不利于改善颏部形态，因此要压低上前牙。

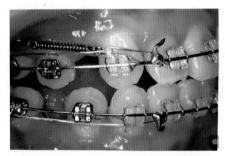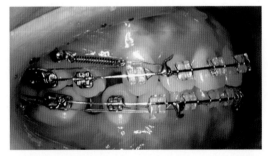

图5-24　拔牙病例开始关闭间隙　　　　图5-25　拔牙病例，前牙内收，伴随前牙伸长，覆殆加深

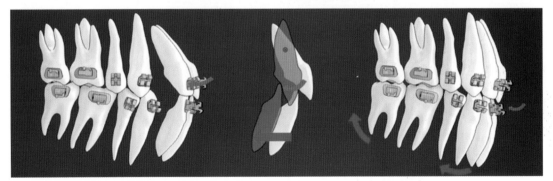

图5-26　上前牙伸长，使得下颌不得不处于向后的位置

内收上前牙同时压低的方法有：

　　1）主弓丝加热变硬，可以防止上前牙内收时出现主弓丝前牙段变形伸长。增加对上前牙转矩控制（图5-27）。

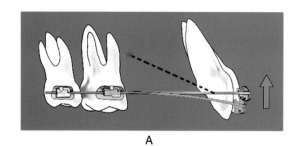
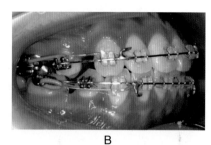

　　A　　　　　　　　　　　　　　　　　　　B

图5-27　上颌主弓丝加热变硬能够防止弓丝形变，在内收上前牙时产
生压入上前牙的作用，增加对上前牙的转矩控制

　　2）内收上前牙时如果上前牙转矩不足，表现为上前牙直立，种植支抗和长牵引钩能够有效地控根并且内收上前牙（图5-28—图5-30），但是压低上前牙还要考虑上前牙的唇齿关系。

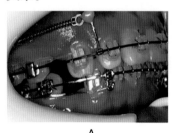
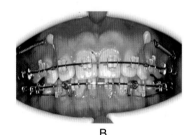
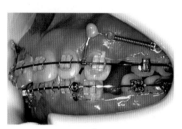

　　A　　　　　　　　　　　　　B　　　　　　　　　　　C

图5-28　内收上前牙时如果上前牙转矩不足，表现为上前牙直立，
种植支抗和长牵引钩能够有效地控根并且内收上前牙

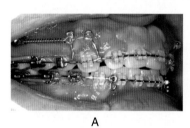
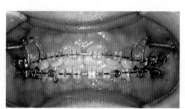
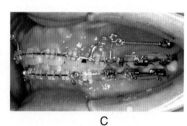

　　A　　　　　　　　　　　　　B　　　　　　　　　　　C

图5-29　为了抵抗上前牙内收后舌倾，主弓丝做摇椅，增加
上前牙压低的效应同时增加上前牙转矩控制

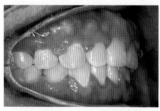
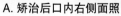
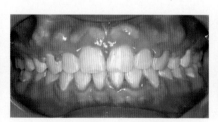
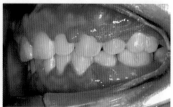

　A. 矫治后口内右侧面照　　　　B. 矫治后口内正面照　　　　C. 矫治后口内左侧面照

图5-30　矫治结束后，上前牙直立，未出现舌倾。前牙覆𬌗覆盖正常

　　3）上前牙直立时如果伴有露龈笑和深覆𬌗，可以使用上前牙区种植支抗压入内收上前牙（图5-31）。

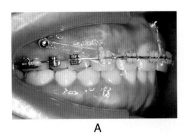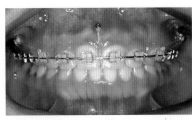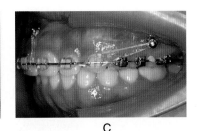

| A | B | C |

图5-31　在上前牙直立时如果伴有露龈笑和深覆𬌗，可以使用上前牙区种植支抗压入内收上前牙

（2）远中直立上后牙，使得上后牙长轴垂直于𬌗平面；整平下颌Spee曲线，使得下后牙长轴垂直于𬌗平面，通过咬𬌗引导下颌向前（图5-32、图5-33）。

反之，倾斜的Spee曲线，咬𬌗会使得下颌向后滑动，Ⅱ类因此加重（图5-34—图5-37）。

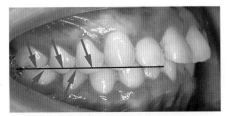

图5-32　Ⅱ类上下后牙长轴近中倾斜

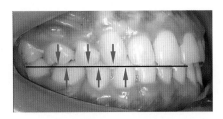

图5-33　Ⅱ类拔牙间隙关闭后，上下后牙长轴与𬌗平面垂直

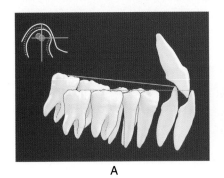

A

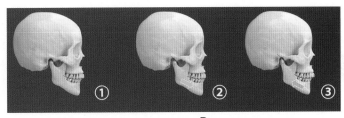

B

图5-34　倾斜的Spee曲线，咬𬌗会使得下颌向后滑动，整平的下𬌗平面，
咬𬌗可以引导下颌向前。有利于改善Ⅱ类下颌后缩的面型

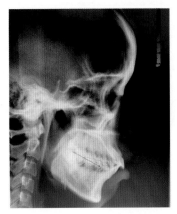

图5-35　初始头侧显示后部𬌗平面向下陡峭倾斜

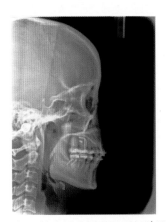

图5-36　矫治结束后头侧显示后部𬌗平面变平

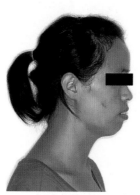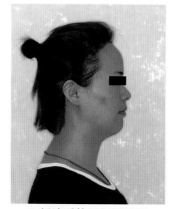

A. 矫治前软组织侧面照   B. 矫治后软组织侧面照

图5-37 拔牙矫治，下颌后部殆平面整平后，下颌前伸，颏部形态改善明显。

（3）上下后牙高度降低，将Ⅱ类后牙咬殆的支点前移，促进下颌逆时针旋转，下颌颏部明显，改善Ⅱ类面型（图5-38—图5-41）。

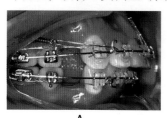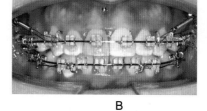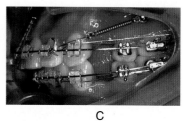

A   B   C

图5-38 上颌前牙区种植支抗，上颌后牙区种植支抗，上抬殆平面，压低后牙。

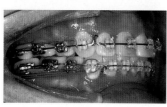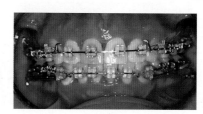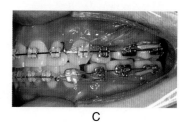

A   B   C

图5-39 下颌后牙区种植支抗，压低后牙

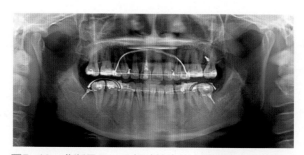

图5-40 曲断显示，下颌种植支抗，远中直立下颌后牙

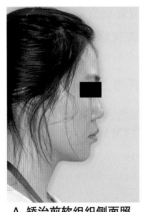
A. 矫治前软组织侧面照

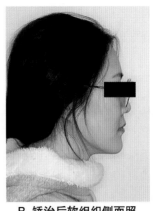
B. 矫治后软组织侧面照

图5-41　矫治前后颏部形态变化

（4）下前牙充分直立，同时压低。我们需要知道一个原则：牙齿移动的方向与骨骼移动的方向是相反的（图5-42）。如果下前牙唇倾，上下前牙的咬殆会使下颌被迫处于后退位置。只有下前牙充分内收，才能有下颌向前移动的空间。但是下前牙内收时，还要注意控制下前牙的高度，如果下前牙伸长，前牙的深覆殆同样也会限制下颌的前伸移动，不利于改善Ⅱ类面型。

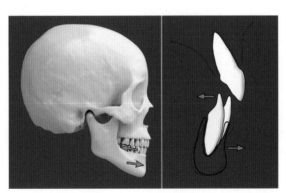

图5-42　牙齿移动的方向与骨骼移动的方向是相反的

（四）骨性Ⅱ类矫治过程中牙齿移动方向的控制

临床上，我们是如何实现这些牙齿移动方向的控制呢？

经典的Tweed-Merrifield矫治技术行之有效，但是需要患者极好地佩戴J钩。

我们现在主要使用种植支抗创造定向力（图5-43），实现上述牙齿移动。

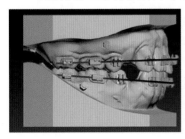
A

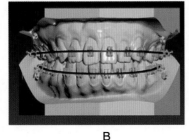
B

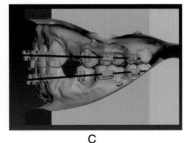
C

图5-43　下颌种植支抗控制矫治力的方向

（1）粘接矫治器之初要注意观察牙齿长轴的位置和方向。必要时可以适度近中倾斜粘接托槽和颊管。这样做的前提是粘矫治器之初就应该有后牙区种植支抗控制，防止初期排齐时出现前牙唇倾。

前牙区拥挤时，种植支抗通过橡皮线系在尖牙托槽上（图5-44），同时用14，或者16，或者18镍钛丝排齐前牙，此时结扎要松一点。

前牙区排齐之后，上颌弓丝换到1725TMA丝，在TMA丝上侧切牙远中安装牵引钩。

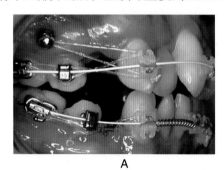 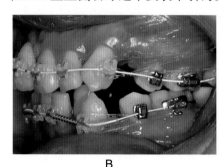

A   B

图5-44　拔牙病例早期使用种植支抗橡皮线控制尖牙位置

1）上前牙唇倾，使用低牵引钩，种植支抗上使用150—200g定力拉簧滑动关闭间隙（图5-36）。为什么使用定力拉簧？因为上前牙唇倾，允许前牙出现一定程度的转矩丢失，因此可以使用定力拉簧持续性加力。我们建议使用150g定力拉簧，拉开的距离是原长度的一半。

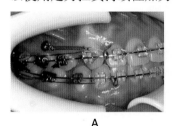 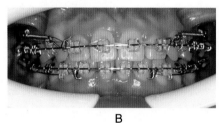 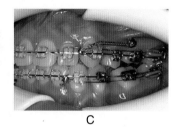

A   B   C

图5-45　上前牙唇倾时，使用低位牵引钩，定力150g力拉簧滑动关闭间隙

2）上前牙接近直立，内收时需要控根移动，使用长牵引钩（6—8mm长）（图5-46）；种植支抗上使用橡皮线滑动关闭间隙。为什么使用长牵引钩？因为种植支抗配合橡皮线在长牵引钩上加力，使前部弓丝出现向上的压入的力量。压入的力量位于前牙阻抗中心的唇侧，因此获得前牙的正转矩控制。为什么要使用橡皮线？因为直立的上前牙内收时很容出现转矩丢失，控根移动需要足够的时间允许根部牙槽骨的骨改建过程，橡皮线力量柔和，能够为控根移动提供骨改建的时间（图5-47）。

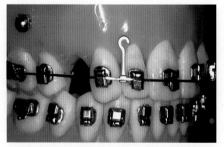

图5-46　高位牵引钩，内收前牙时控制前牙转矩，防止前牙舌倾

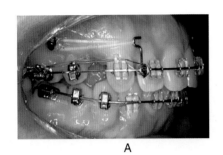
A

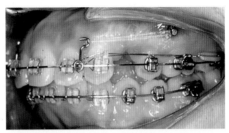
B

图5-47　种植支抗配合橡皮线在长牵引钩上加力，橡皮线力量柔和，能够为控根移动提供骨改建的时间

3）关于颌内牵引-主动结扎：临床上我们发现种植支抗滑动关闭间隙有时候并不通畅，究其原因：①67的根朝向远中，弓丝排齐时，容易出现冠远中倾斜，导致弓丝相对缩进7的颊管里。弓丝末端很容易卡到颊管里。②种植支抗会造成后牙段远中移动，也会使弓丝相对缩进7的颊管里。弓丝末端很容易卡到颊管里。因此在种植支抗滑动关闭间隙的时候，我们建议同时使用颌内主动牵引（图5-48），但是要轻力。或者几乎不加力，只是轻轻地挂上。这样做的目的就是为了防止磨牙出现远中倾斜。

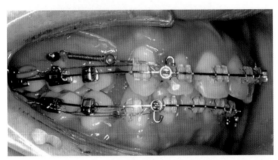

图5-48　种植支抗滑动关闭间隙时，同时使用主动结扎颌内牵引，有助于滑动关闭间隙

4）为什么要用1725不锈钢丝？因为我们发现1925不锈钢丝太粗，托槽和弓丝之间的摩擦力大，妨碍种植支抗滑动关闭间隙，1725不锈钢丝更细一些，摩擦力相对小一些。

5）1725不锈钢丝要进行热处理，变硬（图5-49）。滑动关闭间隙的时候，如果出现前牙转矩丢失，前牙舌倾通常伴随着前牙伸长，因此出现弓丝垂直向弯曲变形。如果弓丝足够硬，上前牙保持相同的高度。前牙内收时，弓丝对前牙有压低的效应。这种对前牙压入的力量，最终会产生额外的正转矩防止前牙内收时出现舌倾。我们认为：滑动关闭间隙的时候，弓丝保持足够的硬度，不发生垂直向弯曲形变要比弓丝和槽沟之间的匹配更能有效地控制前牙转矩。

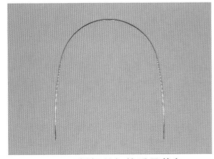
A. 不锈钢丝加热后呈茶色

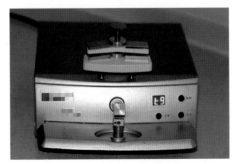
B. 弓丝加热仪

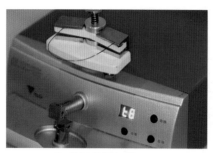
C. 使用仪器加热

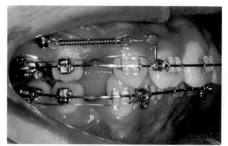
D. 不锈钢丝临床使用口内照

图5-49 1725不锈钢丝要进行热处理，变硬

6）尽早地使用种植支抗橡皮线在镍钛丝上加力移动牙齿。众所周知，过山车效应的原因是移动牙齿的力量和弓丝的硬度不匹配，牙齿受力太大，弓丝太软。但是，我们发现，橡皮线的力量可以恰到好处地在镍钛丝上移动牙齿，而不会造成镍钛丝弯曲变形（图5-50）。我们发现：粘上托槽，使用种植支抗配合橡皮线第一时间开始移动牙齿，可以缩短排齐时间至少3个月。

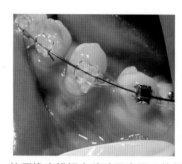

图5-50 使用橡皮线轻力移动牙齿而不使得弓丝变形

7）使用种植支抗配合橡皮线移动尖牙时要注意：如果前牙区拥挤，单个牙结扎。如果前牙区出现间隙，3-3要做橡皮链连续结扎。拔牙病例，滑动关闭间隙时，3-3整体内收更容易控制前牙转矩。2-2内收容易出现转矩丢失。

8）使用TMA丝，既可以继续排齐，又可以开始轻力滑动关闭间隙（图5-51）。如此，可以将滑动关闭间隙的时间提前两个月，缩短拔牙病例的疗程。

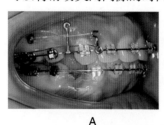
A

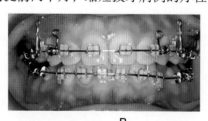
B

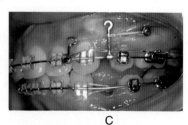
C

图5-51 使用TMA丝，既可以继续排齐，又可以开始轻力滑动关闭间隙

9）上前牙内收直立后，如果出现深覆𬌗，露龈笑。此时可以在上前牙中切牙之间植入1.2mm直径的种植支抗（图5-52）。上前牙区种植支抗不仅可以压低前牙，同时增加了对前牙的转矩控制，有利于解决骨性前突。

需要注意上前牙区种植支抗的植入时机：上前牙直立或者出现舌倾，上前牙唇倾时不适合植入前牙区种植支抗。

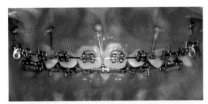
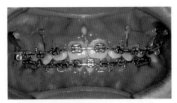
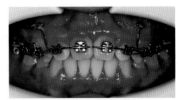

| A. 上前牙中切牙之间植入1.2mm直径的种植支抗，压低前牙的同时，增加对前牙转矩的控制 | B. 上前牙种植支抗压入3个月后，前牙覆𬌗正常 | C. 内收上前牙，为了维持对上前牙转矩的控制，上颌弓丝加入摇椅 |

图5-52　上前牙区种植支抗的植入时机

（2）如何压低上后牙？

种植支抗滑动关闭间隙时，作用力线通过上颌牙列的阻抗中心。上后牙受到垂直向压入的力量（图5-53）。因此不需要额外的压入装置。但是压低后牙的力量很容易造成上后牙颊倾。因此即便使用了种植支抗作为强支抗设计，对于上后牙的宽度的控制，依然需要使用TPA（图5-54）。

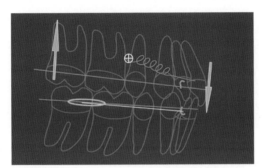

图5-53　种植支抗滑动关闭间隙时，作用力线通过上颌牙列的

阻抗中心。上后牙受到垂直向压入的力量

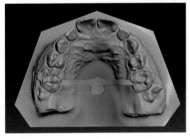
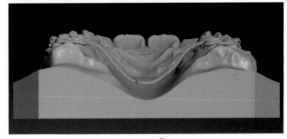

A B

图5-54　即便使用了种植支抗作为强支抗设计，对于上后牙的宽度的控制，依然需要使用TPA

（3）如何压低下后牙？

Ⅱ类的𬌗平面通常是向下倾斜的。下颌拔牙矫治时，后牙近中移动既可以相对降低后牙高度，也可以在下颌67之间靠近根尖区植入种植支抗，通过结扎丝连在下颌主弓丝上，确保下颌磨牙近中移动时不会出现升高。

此外下颌牙列内拔牙间隙完全关闭后，如果有必要可以做下颌弓丝1925TMA后部摇椅，同时做负转矩控制，下颌种植支抗控制下颌前牙保持直立状态。可以继续压低下颌后牙，使下颌后牙长轴垂直于𬌗平面。

Tweed矫治技术中的支抗预备anchorage preparation，也是值得借鉴的方法。下颌弓丝使用

1925 TMA，做后部567摇椅，同时弓丝上做负转矩，下前牙区做Ⅲ类牵引，这个Ⅲ类牵引来自于上颌种植支抗。此时的Ⅲ类牵引，既可以直立下前牙，同时又可以协助下后牙远中直立（图5-55—图5-57）。MEAW矫治技术中也渗透着相同的理念。

为什么下颌弓丝做了摇椅，同时还要加负转矩呢？因为方丝上做了摇椅，弓丝本身就形成了正转矩，会导致全牙列唇倾。

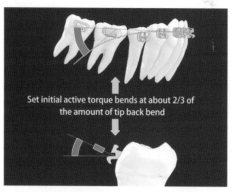

图5-55　下颌弓丝1925TMA后部摇椅，同时做负转矩控制，远中直立并且压低下后牙

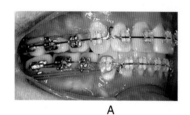 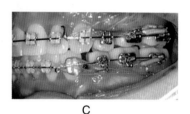

A　　　　　　　　　B　　　　　　　　　C

图5-56　下颌种植支抗给下颌牙列施加远中向后的力量，直立下前牙，
同时远中直立下后牙，对下后牙有压低的效应

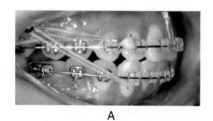 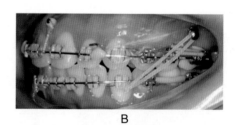

A　　　　　　　　　　　　　B

图5-57　下颌弓丝使用1925 TMA，做后部567摇椅，同时弓丝上做负转矩，下前牙区做Ⅲ
类牵引，这个Ⅲ类牵引来自于上颌种植支抗。协助压低下颌后牙

（4）如何充分直立内收下颌前牙？

下颌种植支抗可以充分直立内收下前牙（图5-58—图5-60）。

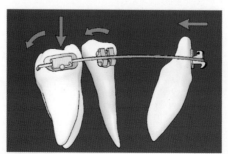

图5-58　下前牙内收的前提是，下颌后牙能够协同远中倾斜，为下前牙内收预留出远中间隙

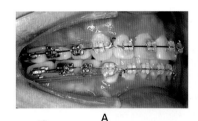
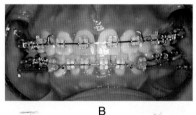
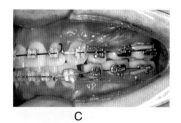

A　　　　　　　　　B　　　　　　　　　C

图5-59　下颌种植支抗施加远中向力量内收下前牙同时，下颌后牙远中倾斜

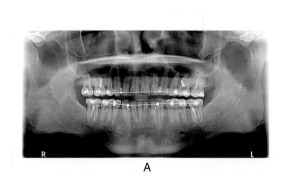
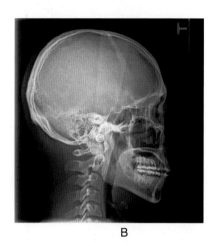

A　　　　　　　　　　　　　　　B

图5-60　从曲断头侧观察，下颌种植支抗，在内收下前牙的同时，远中
倾斜并压低下颌后牙，整平下颌后部𬌗平面

（5）如何压低下前牙？

拔牙病例，下颌换到1725不锈钢丝，热处理变硬，将下7纳入矫治体系。主动结扎，下前牙自然会被压低。

但也有时候，前牙区出现异常的深覆𬌗，可以观察到很陡峭的下颌Spee曲线。使用不锈钢丝打开咬𬌗几个月无效后，可以在下前牙区植入种植支抗垂直压低下前牙（图5-61，图5-62）。这种办法会立竿见影，可以在3个月内快速打开咬𬌗。

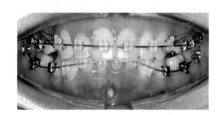
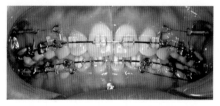

图5-61　在下前牙区植入种植支抗，垂直压低下前牙　　　图5-62　两个月后，解除前牙深覆𬌗

（6）Ⅱ类牵引对于改善Ⅱ类面型是有害的。

Ⅱ类牵引可以帮助建立上下牙的Ⅰ类关系。但是会导致上前牙伸长，下颌后牙伸长，𬌗平面顺时针旋转，下颌因此向下向后旋转。同时Ⅱ类牵引也会导致下前牙唇倾，唇倾的下前牙受到上前牙覆𬌗覆盖的制约，同样迫使下颌后退，颏部后移，Ⅱ类面型加重（图5-63—图5-65）。

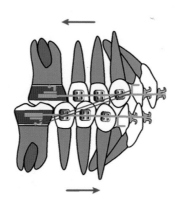
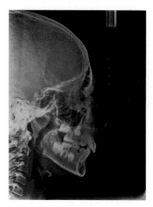

图5-63　Ⅱ类牵引对于改善Ⅱ类面型是有害的　　图5-64　下前牙唇倾，下颌后缩

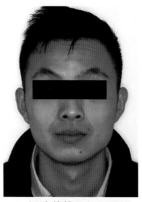
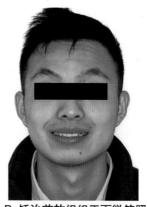
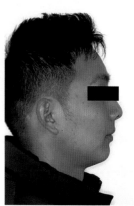

A. 矫治前软组织正面照　　　　B. 矫治前软组织正面微笑照　　　　C. 矫治前软组织侧面照

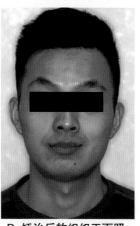
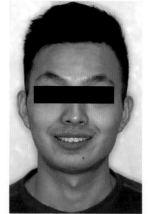
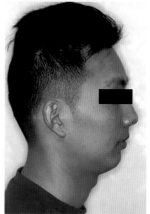

D. 矫治后软组织正面照　　　　E. 矫治后软组织正面微笑照　　　　F. 矫治后软组织侧面照

图5-65　前牙不拔牙排齐后，下前牙唇倾，导致下颌后缩

（7）拔牙病例中拔上下4和拔上4下5的区别是什么？

这可能是困扰很多医生的问题，下颌到底什么时候拔4，什么时候拔5？

1）如果前牙区拥挤度达Ⅱ度以上，拔4好，可以很容易解除拥挤。

2）如果前牙区没有拥挤，拔4或5，我认为没有差别。毕竟Ⅱ类的下前牙通常是唇倾的，也就说下前牙的支抗更强些，不容易内收下前牙，站在这个角度考虑拔牙，那就应该拔4。

3）但是，如果希望通过下颌后牙近中移动，从而相对降低下后牙高度，前移后牙支点，下颌骨逆时针旋转获得Ⅱ类面型改善，即所谓的下颌骨反应。站在这个角度看，就应该拔下5。但是这样做，下前牙内收就少了。所以拔下5应该适合前牙覆盖大于Ⅱ度的高角或者均角接近高角的Ⅱ类病例。

4）对于Ⅱ类，上颌前突，下前牙唇倾，前牙覆盖接近正常，下颌后缩。这时候，我通常还是要拔下4，毕竟下前牙内收得多一些，上前牙内收得也可以多一些。此时下颌需要做种植支抗，利用种植支抗内收下前牙，同时通过种植支抗压低下后牙。同样也能获得我们期望出现的下颌骨反应（后牙支点前移，下颌逆时针旋转）。

总结我们的病例，有的Ⅱ类即便没有遵循这些苛刻的矫治方法，也没控制矫治方向，只是拔了牙就开始关闭间隙。Ⅱ类面型依然做得好。那恭喜你，因为你遇到了一个很好的病人，Ⅱ类均角，上颌轻度前突，下颌位置和形态接近正常，下颌颏部形态良好。这样的好底子当然不必费心思，只要拔牙谁都可以做好。本文中的方向控制主要是针对骨性上颌前突，下颌后缩，高角病例。随着病例的难度不同，矫治方向的控制要求也随之改变。打个比方说，我在教你过日子怎么精打细算，前提是你很穷，没钱。不过要是你很有钱，你完全可以忽略掉这些方向控制，你不需要学怎么省钱，因为你很有钱。在这里，你的钱就是你遇到的病人的颅颌面解剖形态。祝你好运气，希望你可以总遇到很有钱的病人。

病例3

初始资料：女，33岁，主诉牙突，嘴突，没下巴，上下前牙轻度拥挤，Ⅱ度深覆盖。X光片检查示：上颌前突，下颌后缩，下颌后部殆平面倾斜。

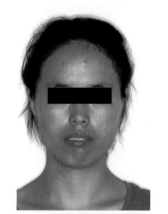 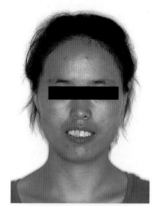 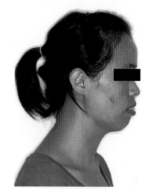

A. 初始软组织正面照　　　　B. 初始软组织正面微笑照　　　　C. 初始软组织侧面照

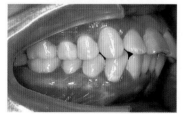 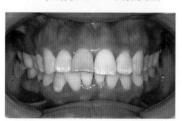 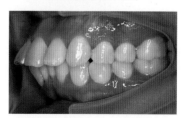

D. 初始口内右侧面照　　　　E. 初始口内正面照　　　　F. 初始口内左侧面照

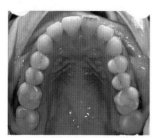 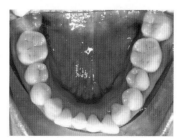

G. 初始口内上颌殆面照　　　　H. 初始口内下颌殆面照

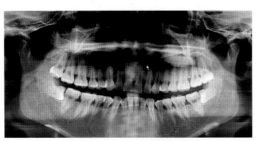

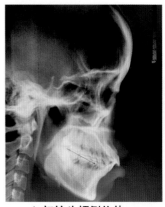

I. 初始曲面断层片

J. 初始头颅侧位片

X光片检查，上颌前突，下颌后缩，下颌后部𬌗平面倾斜

图5-66　临床检查，上下前牙轻度拥挤，Ⅱ度深覆盖

（1矫治中）

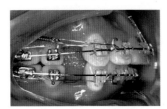

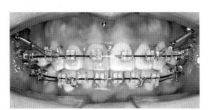

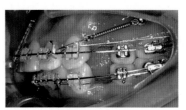

A. 矫治中口内右侧面照　　　B. 矫治中口内正面照　　　C. 矫治中口内左侧面照

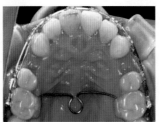

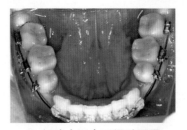

D. 矫治中口内上颌𬌗面照　　E. 矫治中口内下颌𬌗面照

图5-67　矫治方法，拔牙上下4，上下颌种植支抗

（2矫治中）

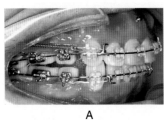

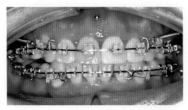

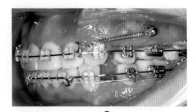

A　　　　　　　　　　　B　　　　　　　　　　　C

图5-68　矫治中，下颌1925不锈钢丝滑动关闭间隙，上颌1725不锈钢丝

在上颌种植支抗的辅助下定力拉簧滑动关闭间隙

（3矫治中）

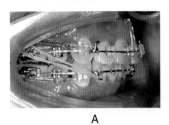 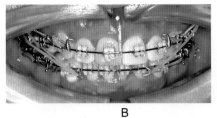 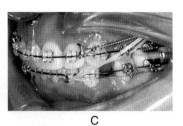

A B C

图5-69 矫治中出现露龈笑，种植支抗压低上前牙

（4矫治中）

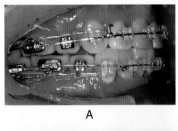 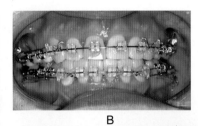 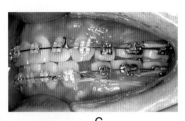

A B C

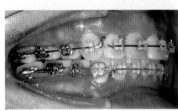 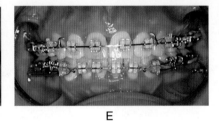 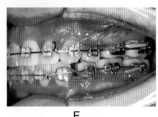

D E F

图5-70 矫治中，下颌植入种植支抗，内收下前牙

（5矫治后照片）

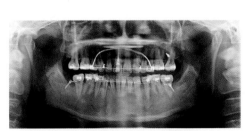 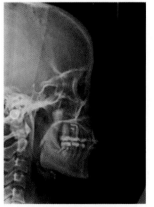

A. 矫治后曲面断层片 B. 矫治后头颅侧位片

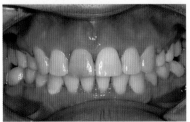 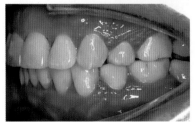

C. 矫治后口内正面照 D. 矫治后口内左侧面照

下颌种植支抗，远中直立下后牙，直立下前牙

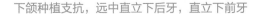

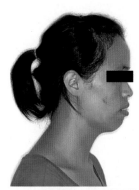
E. 矫治前软组织侧面照

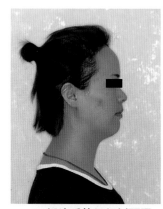
F. 矫治后软组织侧面照

矫治前后面型对比：矫治后，上颌内收，下颌颏部形态明显，面型改善良好

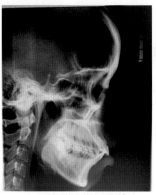
G. 矫治前头颅侧位片

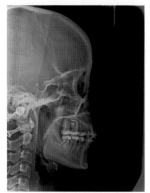
H. 矫治后头颅侧位片

头侧对比，上下前牙充分内收，下颌骨逆时针旋转

图5-71　矫治后照片

病例4

女，31岁，主诉：嘴突，下颌后缩，上前牙唇倾，深覆盖。

（初始照片）

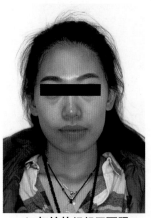
A. 初始软组织正面照

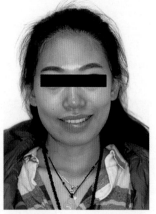
B. 初始软组织正面微笑照

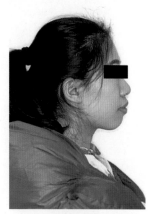
C. 初始软组织侧面照

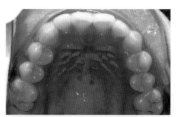

D. 初始口内上颌𬌗面照

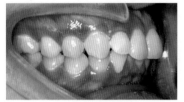

E. 初始口内右侧面照

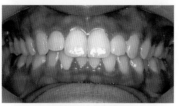

F. 初始口内正面照

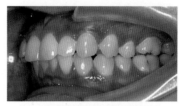

G. 初始口内左侧面照

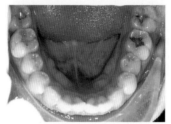

H. 初始口内下颌𬌗面照

图5-72　初始资料，上前牙唇倾，下颌后缩

（1矫治中）

　　矫治方案：拔牙上下4；关闭间隙的过程中，上前牙舌倾；出现露牙龈笑。上颌种植支抗垂直向压低上前牙。解除上前牙露牙龈笑，改善上前牙转矩。

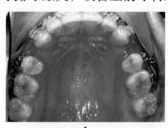

A

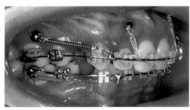

B

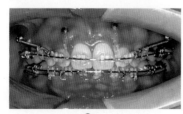

C

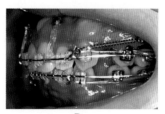

D

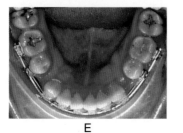

E

图5-73　12个月后照片

（2矫治中）

上前牙内收过程中转矩丢失；舌倾。使用1925不锈钢丝恢复上前牙转矩。

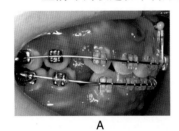 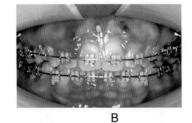 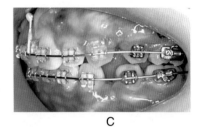

A　　　　　　　　　　　B　　　　　　　　　　　C

图5-74　16个月后照片

（3矫治中）

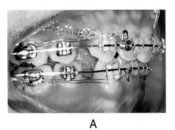 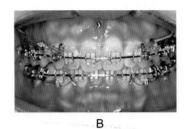 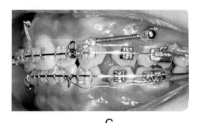

A　　　　　　　　　　　B　　　　　　　　　　　C

图5-75　恢复上前牙转矩后，继续使用上颌1725不锈钢丝，在上前牙种植支抗压低
上前牙增强前牙转矩控制的前提下，继续内收上前牙，关闭拔牙间隙

（4矫治后）

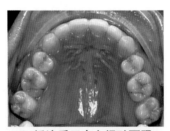

A. 矫治后口内上颌𬌗面照

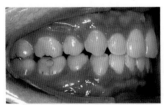 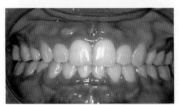 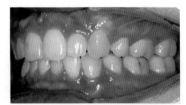

B. 矫治后口内右侧面照　　　C. 矫治后口内正面照　　　D. 矫治后口内左侧面照

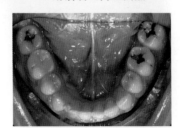

E. 矫治后口内下颌𬌗面照

矫治结束后，前牙排齐，覆𬌗覆盖正常

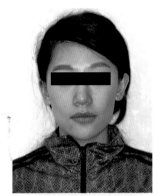 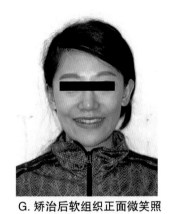 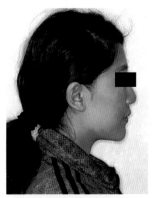

| F. 矫治后软组织正面照 | G. 矫治后软组织正面微笑照 | H. 矫治后软组织侧面照 |

矫治后面相：面型改善良好

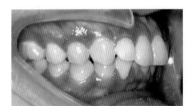 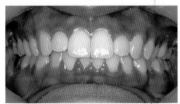 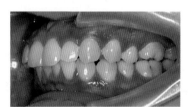

| A. 矫治前口内右侧面照 | B. 矫治前口内正面照 | C. 矫治前口内左侧面照 |

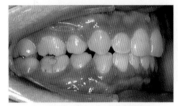 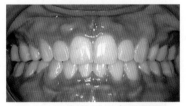 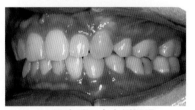

| D. 矫治后口内右侧面照 | E. 矫治后口内正面照 | F. 矫治后口内左侧面照 |

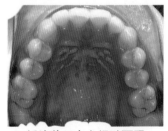 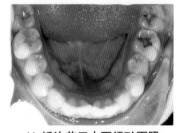

| G. 矫治前口内上颌殆面照 | H. 矫治前口内下颌殆面照 |

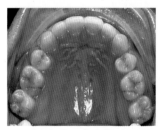 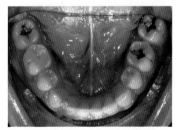

| I. 矫治后口内上颌殆面照 | J. 矫治后口内下颌殆面照 |

矫治前后对比照片：上下前牙充分直立内收，双颌前突面型改善，颏部形态良好

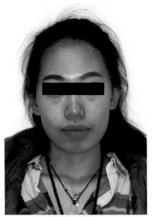 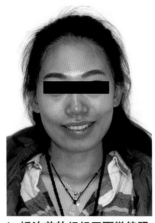 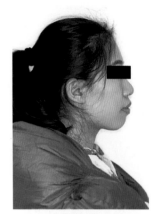

K. 矫治前软组织正面照　　　　L. 矫治前软组织正面微笑照　　　　M. 矫治前软组织侧面照

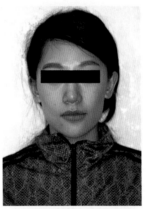 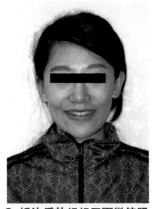 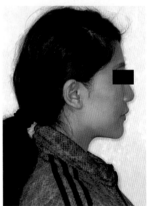

N. 矫治后软组织正面照　　　　O. 矫治后软组织正面微笑照　　　　P. 矫治后软组织侧面照

拔牙矫治后，上颌内收，颏部形态明显改善。前突面型改善

图5-77　矫治后，面型改善良好

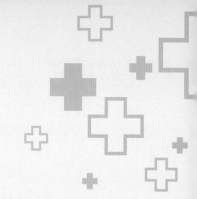

第六章

骨性Ⅲ类错𬌗畸形矫治细节

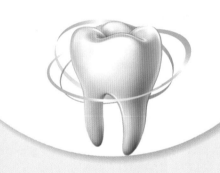

骨性反𬌗的病例（图6-1），哪些是手术病例？哪些是非手术病例？界限很模糊。有很多因素影响着方案的选择，我们总结有如下几点的，应该考虑正颌手术治疗反𬌗：

（1）首先是病人的主观因素。有的人愿意手术，有的人很在意下巴的形态，有的人很在意上颌部有些瘪。对于这些对面部形态很敏感的病人，手术通常是首选。

（2）上前牙严重的唇倾，下前牙严重的舌倾，同时前牙仍是反覆盖。

（3）下颌不能后退。

（4）严重的高角，伴随前牙开𬌗。

（5）上颌骨严重的发育不足。

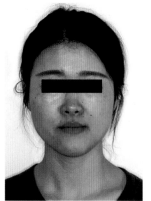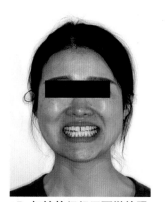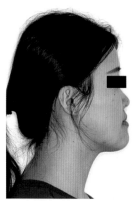

A. 初始软组织正面照　　　　　B. 初始软组织正面微笑照　　　　　C. 初始软组织侧面照

成人骨性反𬌗，下颌前突

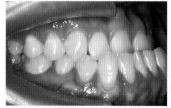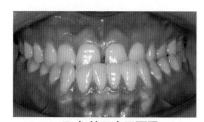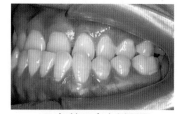

D. 初始口内右侧面照　　　　　E. 初始口内正面照　　　　　F. 初始口内左侧面照

口内见前牙反𬌗

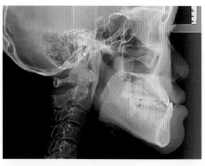

G. 头侧见前牙反𬌗，下颌前突，垂直向为均角

图6-1　骨性反𬌗病例

非手术正畸治疗反𬌗，要考虑如下几点：

（1）防止上前牙唇倾，这是很多反𬌗患者最在意的问题。解决方案是上前牙3-3托槽倒置。

（2）如果下颌颏部前突不十分明显，下前牙唇倾，此时可以考虑拔牙内收下前牙解除前牙反𬌗。通常的拔牙模式是拔除上5下4。

（3）如果下颌颏部前突明显，下前牙直立或者舌倾，此时最佳的矫治方案是不拔牙。矫治的机理是改变后部𬌗平面，整体内收下前牙解除前牙反𬌗。

一　成人反𬌗的拔牙矫治

如果下颌颏部前突不十分明显，而且下前牙唇倾，此时可以考虑拔牙内收下前牙；解除前牙反𬌗。通常的拔牙模式是拔除上5下4。如果上前牙唇倾，或者严重拥挤，应该拔上下4。

原则上，下前牙唇倾，下颌能后退到前牙对刃意味着拔牙矫治效果会很好。反之，下前牙直立或者舌倾，下颌不能后退几乎就是拔牙矫治的禁忌症了。有时候如果遇到下前牙直立，仍需要拔牙矫治时，为了防止下前牙内收时舌倾，可以把下前牙托槽倒置获得+6°转矩。

前牙反𬌗解除后，反𬌗的病人很容易继续开始抱怨：觉得上前牙突了。此时上前牙充分内收直立就显得尤为必要。此时，上前牙内收直立需要考虑拔牙内收。上前牙内收直立得越多，对下前牙内收的程度要求就越高，但是下颌骨前突的位置会限制下前牙内收的幅度。如果患者对上前牙内收的程度要求过高，这就是提示需要正颌外科了。

病例1

主诉：兜齿。

口内见：下颌牙弓狭窄，前牙覆盖-1mm。

X线示：高角。

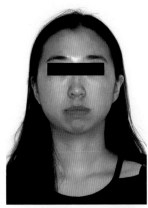 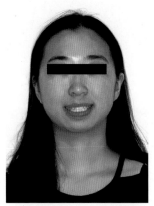 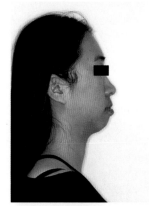

A. 初始软组织正面照　　　B. 初始软组织正面微笑照　　　C. 初始软组织侧面照

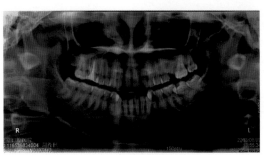 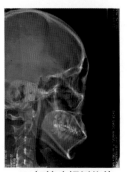

D. 初始曲面断层片　　　E. 初始头颅侧位片

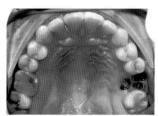

F. 初始上颌𬌗面照

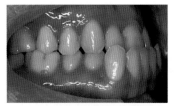

G. 初始口内右侧面照

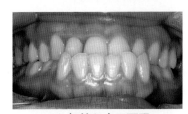

H. 初始口内正面照

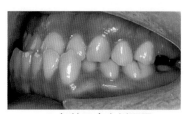

I. 初始口内左侧面照

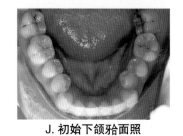

J. 初始下颌𬌗面照

图6-2　初始资料，下颌牙弓狭窄

（1矫治中）

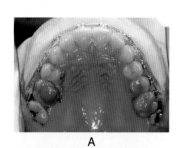

A

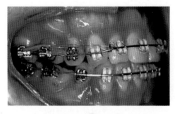

B

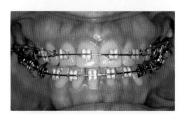

C

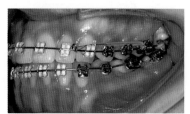

D

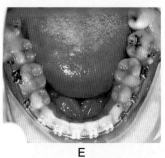

E

图6-3　拔除左上6残根，右上5，下颌两个4，排齐内收下前牙解除前牙反𬌗

（2矫治后）

前牙反𬌗解除，前牙覆𬌗覆盖正常，咬𬌗关系良好。

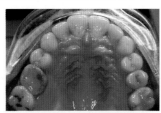

A. 矫治后上颌𬌗面照

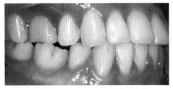

B. 矫治后口内右侧面照

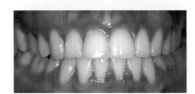

C. 矫治后口内正面照

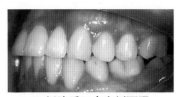

D. 矫治后口内左侧面照

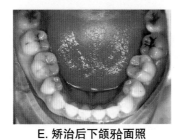

E. 矫治后下颌𬌗面照

图6-4 矫治后照片

（3矫治后9个月）

矫治结束后，患者不满意上前牙唇倾，重新上前牙粘托槽，上前牙3-3 托槽倒置，换到1925方丝，同时上前牙橡皮线控制上前牙负转矩，直立上前牙。

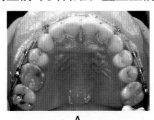

A

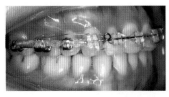

B

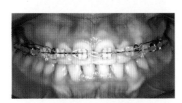

C

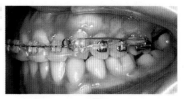

D

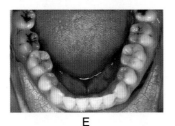

E

图6-5 矫治后9个月照片

（4完成）

结束后上前牙直立，咬殆Ⅰ类关系。

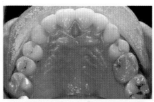

A. 矫治后口内上颌殆面照

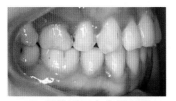

B. 矫治后口内右侧面照

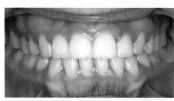

C. 矫治后口内正面照

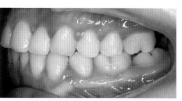

D. 矫治后口内左侧面照

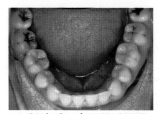

E. 矫治后口内下颌殆面照

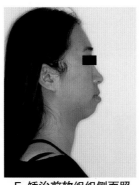

F. 矫治前软组织侧面照

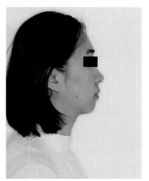

G. 矫治后软组织侧面照

图6-6　矫治后，面型改善良好，下唇内收，颏部位置正常

病例2

女，主诉：兜齿，牙不齐，前牙无法咬殆。

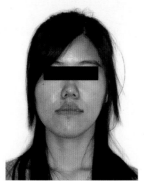

A. 初始软组织正面照

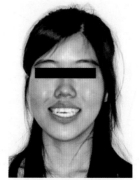

B. 初始软组织正面微笑照

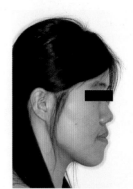

C. 初始软组织侧面照

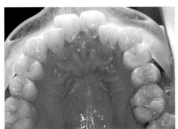

D. 初始上颌牙合面照

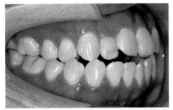

E. 初始口内右侧面照

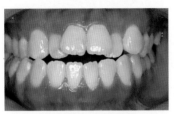

F. 初始口内正面照

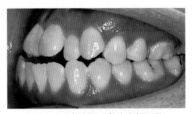

G. 初始口内左侧面照

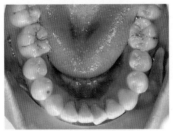

H. 初始下颌牙合面照

口内见，前牙开牙合，上下前牙轻度拥挤，覆盖−1mm

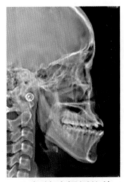

I. 初始头颅侧位片

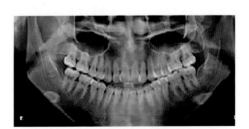

J. 初始曲面断层片

头侧见：高角，下颌前突，上下前牙唇倾

图6-7　矫治前

（1矫治中）

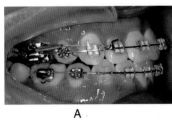

A

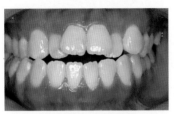

B

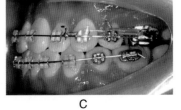

C

图6-8　矫治方案为拔牙上下4，滑动关闭间隙；解除前牙反牙合

（2矫治中）

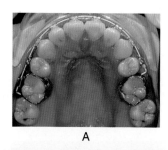

A

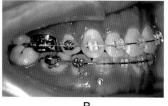

B

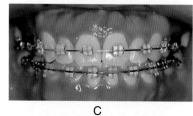

C

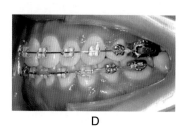

D

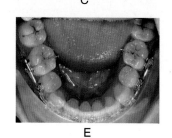

E

图6-9　矫治中出现中线偏斜，单侧不对称，颌间牵引调整上下中线一致

（3矫治后）

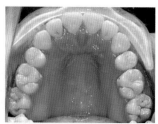

A. 矫治后口内上颌𬌗面照

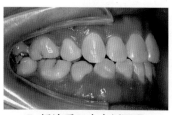

B. 矫治后口内右侧面照

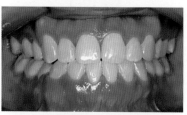

C. 矫治后口内正面照

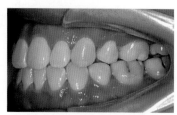

D. 矫治后口内左侧面照

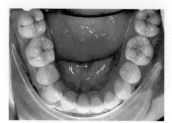

E. 矫治后口内下颌𬌗面照

图6-10　矫治结束后，下前牙直立，前牙覆𬌗覆盖正常

（4矫治后前后对比）

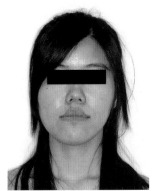
A. 矫治后软组织正面照

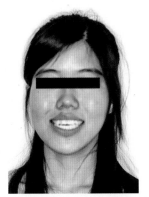
B. 矫治后软组织正面微笑照

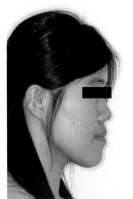
C. 矫治后软组织侧面照

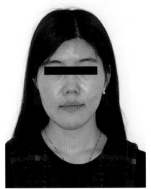
D. 矫治后软组织正面照

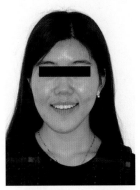
E. 矫治后软组织正面微笑照

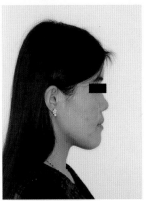
F. 矫治后软组织侧面照

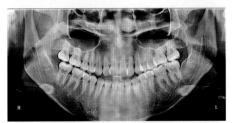
G. 矫治前曲面断层片

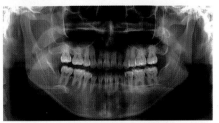
H. 矫治后曲面断层片

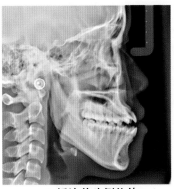
I. 矫治前头侧位片

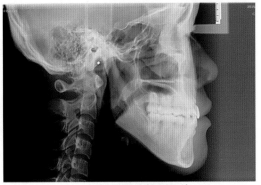
J. 矫治后头颅侧位片

图6-11　矫治后，面型良好，下前牙充分直立内收，下颌前突改善

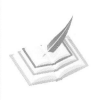

病例3

（初始照片）

女，28岁，主诉：下颌前突，前牙咬殆不好。

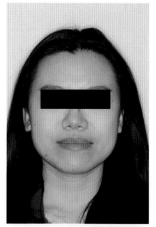 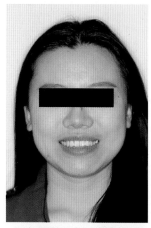 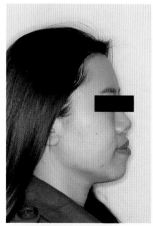

A. 初始软组织正面照　　　B. 初始软组织正面微笑照　　　C. 初始软组织侧面照

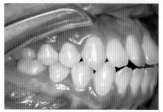 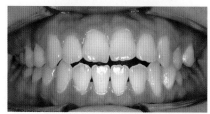 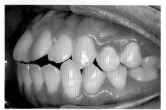

D. 初始口内右侧面照　　　E. 初始口内正面照　　　F. 初始口内左侧面照

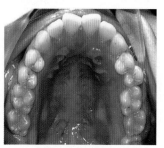 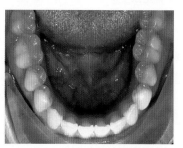

G. 初始口内上颌殆面照　　　H. 初始口内下颌殆面照

前牙开殆，上下前牙唇倾

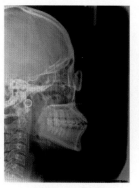 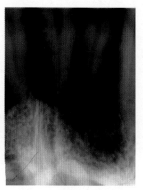 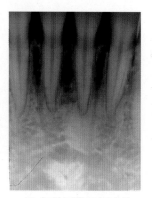

I. 初始头颅侧位片　　　J. 初始上前牙根尖片　　　K. 初始下前牙根尖片

头侧见：下颌前突，上下前牙唇倾

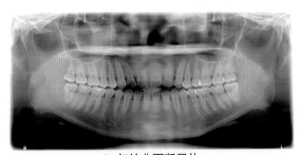

L. 初始曲面断层片

图6-12　矫治前照片

（2矫治中）

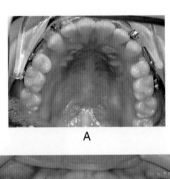

A

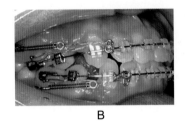

B

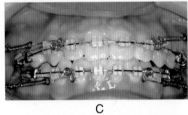

C

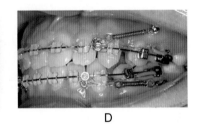

D

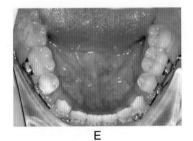

E

图6-13　矫治方案为拔牙上下4，为了充分内收上下前牙，使用上下种植支抗，
定力拉簧整体内收前牙。上下颌弓丝尺寸为1725不锈钢丝

（3矫治中）

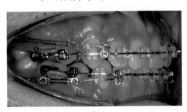

A

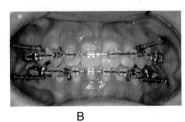

B

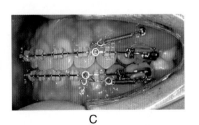

C

图6-14　矫治中，关闭拔牙间隙整体内收前牙

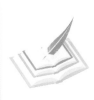

（4矫治中）

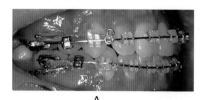
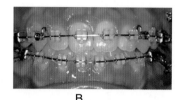
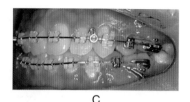

A　　　　　　　　　B　　　　　　　　　C

图6-15　矫治中出现前牙深覆𬌗，下颌1925不锈钢丝摇椅打开咬𬌗

（5矫治后）

矫治结束后，前牙覆𬌗覆盖正常，上下前牙直立。

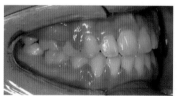
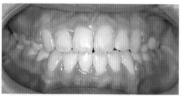
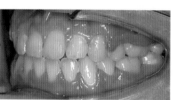

A. 矫治后口内右侧面照　　　B. 矫治后口内正面照　　　C. 矫治后口内左侧面照

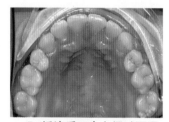
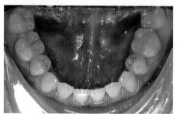

D. 矫治后口内上颌𬌗面照　　　　E. 矫治后口内下颌𬌗面照

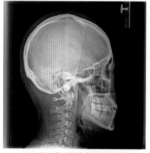
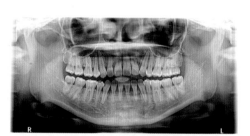

F. 矫治后头颅侧位片　　　　　G. 矫治后曲面断层片

头侧见下前牙充分直立

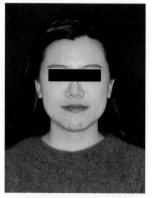
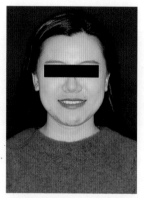
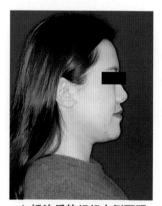

H. 矫治后软组织正面照　　I. 矫治后软组织正面微笑照　　J. 矫治后软组织右侧面照

图6-16　矫治结束后，下唇内收明显，Ⅲ类面型改善明显

（矫治前后对比）

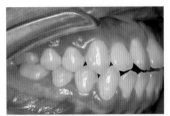
A. 矫治前口内右侧面照

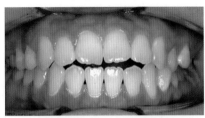
B. 矫治前口内正面照

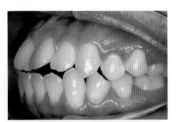
C. 矫治前口内左侧面照

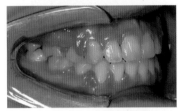
D. 矫治后口内右侧面照

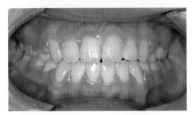
E. 矫治后口内正面照

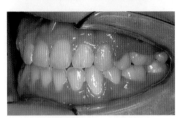
F. 矫治后口内左侧面照

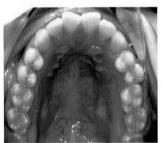
G. 矫治前口内上颌𬌗面照

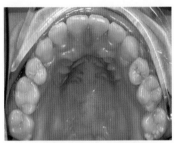
H. 矫治后口内上颌𬌗面照

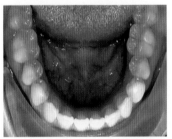
I. 矫治前口内下颌𬌗面照

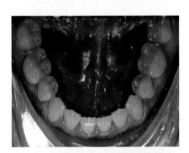
J. 矫治后口内下颌𬌗面照

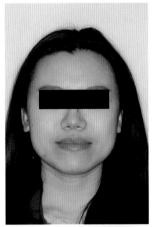
K. 初始软组织正面照

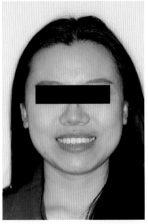
L. 初始软组织正面微笑照

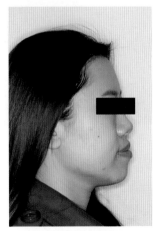
M. 初始软组织侧面照

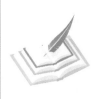

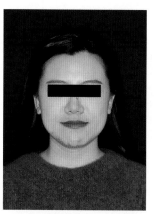
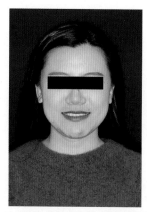
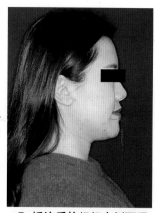

N. 矫治后软组织正面照　　　O. 矫治后软组织正面微笑照　　　P. 矫治后软组织右侧面照

图6-17　前牙开𬌗解除，上下前牙充分直立内收，牙弓形态正常，咬𬌗Ⅰ类关系。

面型改善良好，反𬌗面型解除

二　成人反𬌗的不拔牙矫治

　　如果下颌颏部前突明显，下前牙直立或者舌倾，此时最佳的矫治方案是不拔牙。矫治的机理是改变后部𬌗平面（倾斜后部𬌗平面，升高下后牙），整体内收下前牙解除前牙反𬌗。

　　Kim的研究发现，从乳牙列、替牙期过渡到恒牙类，形成Ⅲ类错𬌗的病例中，上颌6的垂直高度比Ⅰ类的病例要高，后部𬌗平面逐渐变平，下颌位置随之前伸（图6-18）。

　　Sato研究表明，骨性Ⅲ类下颌后部𬌗平面平坦，下颌处于前伸状态。升高后部𬌗平面，变成陡峭，可以引导下颌顺时针旋转，B点相对后移（图6-19）。临床上常见前牙反𬌗解除后，上前牙松动。重要原因就是下颌后牙没能及时升高，前牙出现咬𬌗创伤。

　　改变𬌗平面的方向：从平坦到陡峭。

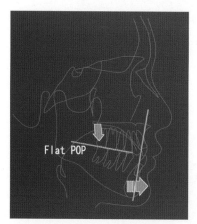

图6-18　Kim的研究发现，从乳牙列、替牙期过渡到恒牙类，形成Ⅲ类错𬌗的病例中，上颌6的垂直高度比Ⅰ类的病例要高，后部𬌗平面逐渐变平，下颌位置随之前伸

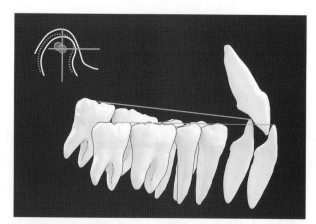

图6-19　Sato研究表明，骨性Ⅲ类下颌后部𬌗平面平坦，下颌处于前伸状态。升高后部𬌗平面，变成陡峭，可以引导下颌顺时针旋转，B点相对后移

　　临床上不建议长期使用Ⅲ类牵引。Ⅲ类牵引会造成𬌗平面逆时针旋转，与矫治的方向恰恰相反（下后牙压低，下前牙伸长），也因此更容易导致前牙咬𬌗创伤。而且Ⅲ类牵引会导致上前牙唇倾，不利于改善矫治后反𬌗面型（图6-20—图6-24）。

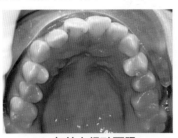

A. 初始上颌𬌗面照

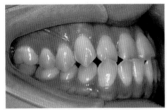 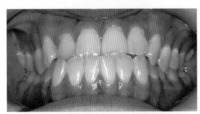 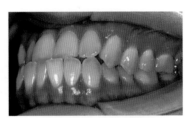

B. 初始口内右侧面照　　　　C. 初始口内正面照　　　　D. 初始口内左侧面照

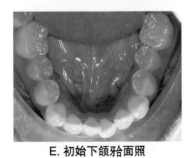

E. 初始下颌𬌗面照

图6-20　前牙反𬌗

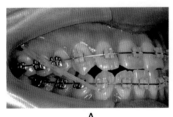 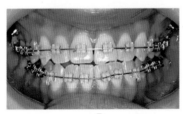 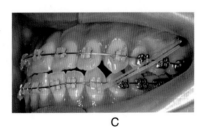

A　　　　　　　　　　B　　　　　　　　　　C

图6-21　矫治中使用Ⅲ类牵引，内收下前牙

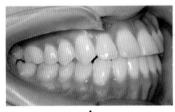 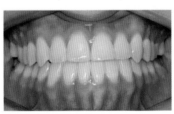 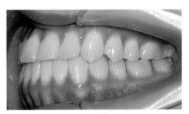

A　　　　　　　　　　B　　　　　　　　　　C

图6-22　Ⅲ类牵引解除前牙反𬌗之后，上前牙唇倾

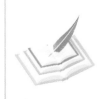

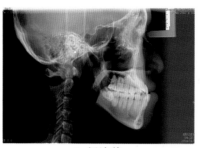 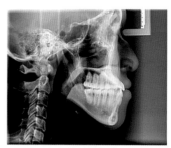

A. 矫治前   B. 矫治后

图6-23　头侧见反𬌗矫治结束后，上前牙唇倾加重

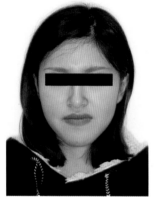 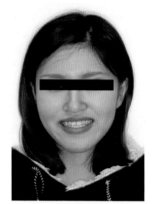 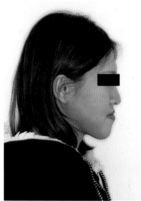

A. 矫治前软组织正面照   B. 矫治前软组织正面微笑照   C. 矫治前软组织侧面照

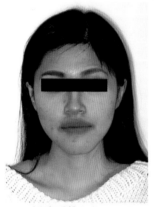 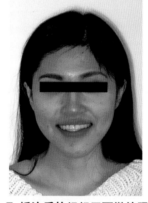 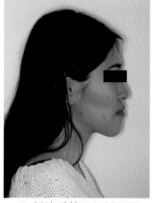

D. 矫治后软组织正面照   E. 矫治后软组织正面微笑照   F. 矫治后软组织侧面照

图6-24　Ⅲ类牵引矫治反𬌗，面型改善程度欠佳

　　我们推荐使用下颌种植支抗整体内收下前牙，解除前牙反𬌗。下颌种植支抗理想的位置是下颌67之间。如果放在7的远中颊侧，很容易导致黏膜包裹，造成种植体周围炎。这种炎性红肿可能会持续存在，给病人造成很多不适。

　　下颌种植支抗的优点是给下颌牙列提供理想的远中向后的力量（图6-25－图6-26）。缺点是，下颌种植支抗对下颌后牙有压低的效应。容易造成后牙开𬌗，随着前牙反𬌗的解除。前牙区随之而来会出现咬𬌗创伤。因此矫治中需要仔细检查前牙后牙的咬𬌗关系。必要时，需要升高后牙。升高后牙的有效方法是在后牙段弓丝上做台阶曲（详见下文）。

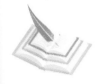

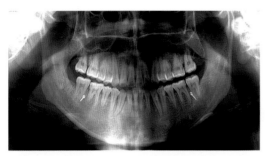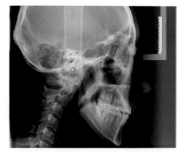

图6-25 建议下颌种植支抗放置在下颌67之间   图6-26 建议下颌种植支抗放置在下颌67之间

下颌种植支抗的植入技巧

下颌骨骨质密度很大，容易造成种植支抗折断。建议使用不锈钢材质的种植支抗。下颌游离黏膜附丽位置比较高。容易把种植支抗头部包裹起来，食物残渣集聚在周围，造成下颌种植支抗周围组织感染。因此建议使用直径1.5mm，长10mm的种植支抗。10mm长的种植支抗可以暴露在软组织外更多些。临床经验表明，露在牙龈外的种植支抗头部结构越多，越利于周围组织清洁。当然还要考虑到患者的舒适性，毕竟露在牙龈组织外的种植支抗结构越多，舒适性越差。下颌种植支抗理想的植入位置是下颌67之间的颊侧（图6-27）。

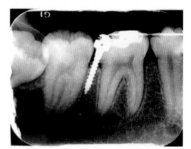

图6-27 下颌种植支抗理想的植入位置是下颌67之间的颊侧

由于下颌后部的位置限制了下颌种植支抗的植入角度，因此建议使用弯手机型植入手柄植入下颌种植钉（图6-28）。下颌种植支抗植入角度与下颌6的长轴成20°角（图6-29）。

植入过程中，需要随时感知植入时的手感。如果阻力过大，要及时使用1.1mm的钻针进行助攻。

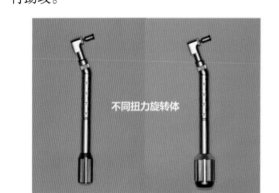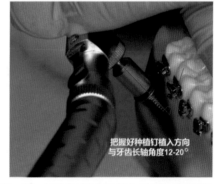

图6-28 由于下颌后部的位置限制了下颌种植支抗的植入角度，因此建议使用弯手机型植入手柄植入下颌种植钉

图6-29 下颌种植支抗植入角度与下颌6的长轴成20°角

下颌种植支抗植入后，建议连接埋伏牙牵引链，通过埋伏牙牵引链加力。如果下颌黏膜包裹种植支抗头部之后，通过埋伏牙牵引链可以继续施加外力（图6-30—图6-36）。

临床经验表明：

（1）生长发育期的孩子，下颌骨质松软，通常不需要钻针助攻。使用弯手柄加压直接植入种植支抗。

（2）如果是成人，下颌骨质密度比较大，需要使用种植机助攻。严禁使用气动马达助攻，气动马达可能会造成皮下气肿。这是笔者最深刻的教训。

（3）下颌种植支抗植入后，有可能出现暂时性肿胀和疼痛。通常建议患者，口服止疼片和消炎药1—2天，氯已定含漱液冲洗种植支抗周围软组织。

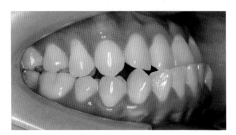

图6-30　初始前牙反𬌗

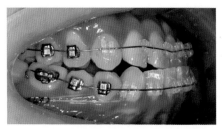

图6-31　下颌种植支抗，橡皮线远中
移动下颌尖牙，排齐下前牙

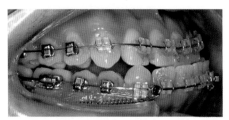

图6-32　下颌更换到1725不锈钢丝，下颌种
植支抗配合150g定力拉簧整体内收下前牙

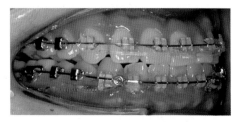

图6-33　下颌种植支抗整体内收下前牙，前
牙反𬌗解除，上前牙施加负转矩直立上前牙

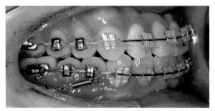

图6-34　下颌种植支抗整体内收下前牙，前
牙反𬌗解除，调整后牙Ⅰ类咬𬌗关系

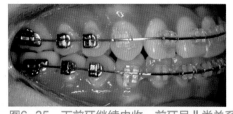

图6-35　下前牙继续内收，前牙呈Ⅱ类关系

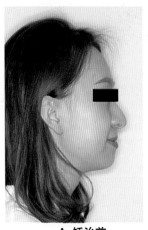

A. 矫治前

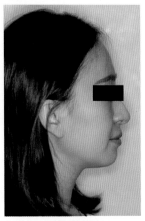

B. 矫治中

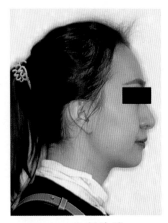

C. 矫治后

图6-36　随着下前牙内收，反𬌗面型得到改善。面型正常

三 骨性Ⅲ类不拔牙矫治程序

（1）上颌前牙3-3托槽倒置，选用弓丝顺序为：14镍钛、16镍钛、18镍钛、1725镍钛、1725不锈钢丝（上前牙托槽倒置，上前牙表达负转矩。确保上前牙排齐后直立，避免唇倾）。

（2）如果下前牙舌倾，建议将下颌3-3托槽倒置，下前牙直立时托槽正常位置粘接。下颌7颊侧远中植入种植支抗。下颌种植支抗橡皮线自矫治之初即开始控制尖牙，下前牙拥挤时远中移动尖牙，排齐下前牙。下颌弓丝顺序是：14镍钛、16镍钛、18镍钛、1725镍钛、1725不锈钢丝（图6-37—图6-38）。

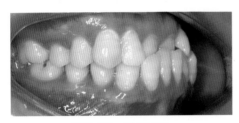 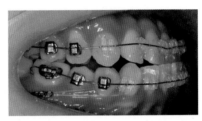

图6-37　前牙反殆　　　　图6-38　前牙排齐时，前牙出现咬殆创伤，后牙开殆

（3）需要下前牙舌向倾斜移动时，下颌弓丝更换到1725不锈钢丝，在下颌种植支抗上使用150g拉簧施加远中力在下尖牙上，下前牙3-3橡皮链连续结扎成为一个整体（图6-22）。

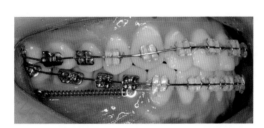

图6-39　下颌种植支抗内收下前牙，解除前牙反殆

（4）需要下前牙整体移动时，下颌弓丝更换到1725不锈钢丝，使用3mm牵引钩，种植支抗150g拉簧施加到下牙牵引钩上。

（5）下牙整体内收解除前牙反殆，通常需要6—10个月。

（6）拔出下颌智齿不仅为下牙列远中移动提供间隙，还可以增加牙齿移动的速度1/3。

（7）骨性Ⅲ类矫治的重点除了控制下颌后部殆平面，还要注意及时去除前牙的反殆干扰。

在下前牙内收时，随着下前牙内收直立，下前牙的垂直高度会增加。而且下颌种植支抗的垂直向分力对下颌后牙段有压低的作用。由此，下前牙伸长，下后牙压低。前牙反殆解除后，后牙会呈现开殆，前牙早接触，出现前牙的咬殆创伤。上前牙出现松动。

解决方案是：

（1）继续内收下前牙，创造出前牙的覆盖，上下前牙托槽咬殆接触。

（2）压低下前牙，升高后牙。必要时在下颌弓丝上做台阶曲，双尖牙之后的部分升高（图6-40—图6-42）。

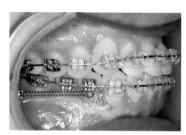

图6-40 下颌换成1725不锈钢丝，继续下颌种植支抗内收下前牙，创造出前牙的覆盖，去除上下前牙咬殆早接触

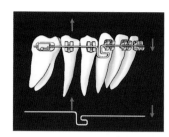

图6-41 矫治中，前牙反殆解除，但是前牙出现咬殆早接触。另外的解决方案是压低下前牙，升高后牙。必要时在下颌弓丝上做台阶曲，双尖牙之后的部分升高

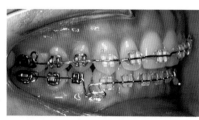

A

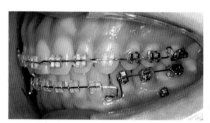

B

图6-42 下颌尖牙远中台阶曲升高后牙，除去前牙咬殆创伤

骨性Ⅲ类的矫治难点之一就是对上前牙转矩的控制。反殆的病人在前牙反殆解除后很容易抱怨上前牙唇倾。原因有两个：

（1）有可能原来就存在上前牙的唇倾，只不过当时只关注到了下前牙唇倾，随着下前牙内收，上前牙的唇倾就凸显出来了。

（2）矫治中的Ⅲ类牵引，有可能会导致上前牙唇倾。因此可以考虑拔牙矫治，内收上前牙。这是解决上前牙唇倾的有效办法，当然来带来了矫治反殆的困难。上颌是否需要拔牙矫治还要看下颌骨的位置和下前牙的角度。此外尽量避免使用Ⅲ类牵引，而是使用下颌种植支抗内收下前牙。

病例1

（初始照片）

女，24岁，主诉：兜齿，前牙有牙缝。

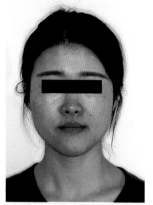

A. 初始软组织正面照

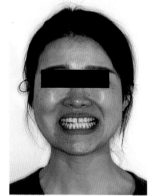

B. 初始软组织正面微笑照

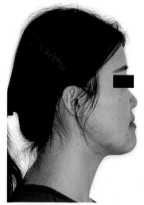

C. 初始软组织侧面照

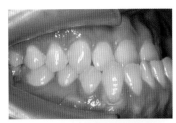

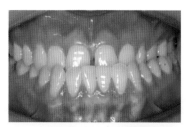

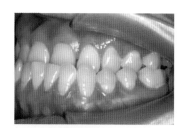

D. 初始口内右侧面照　　　　　E. 初始口内正面照　　　　　F. 初始口内左侧面照

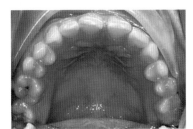

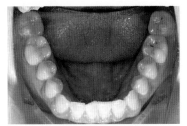

G. 初始口内上颌𬌗面照　　　　　　H. 初始口内下颌𬌗面照

前牙反𬌗，下前牙舌倾

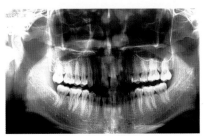

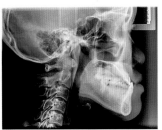

I. 矫治前曲面断层片　　　　　　J. 矫治前头颅侧位片

曲断头侧见下颌智齿已经拔除，下前牙直立，上前牙轻度唇倾

图6-43　矫治方案为不拔牙，下颌种植支抗整体内收下前牙

（1矫治中）

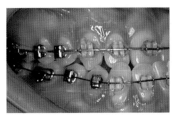

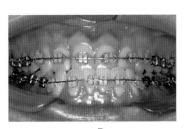

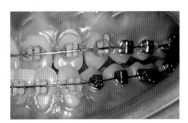

A　　　　　　　　　　B　　　　　　　　　　C

图6-44　矫治中

（2矫治中）

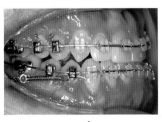

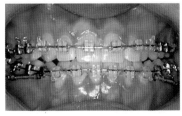

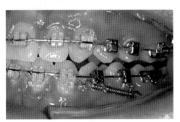

A　　　　　　　　　　B　　　　　　　　　　C

图6-45　下颌换到1725不锈钢丝，下颌种植支抗配合定力拉簧整体内收下前牙，解除前牙反𬌗

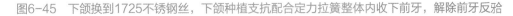

（3 矫治中）

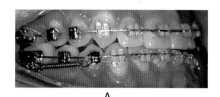
A

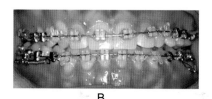
B

图6-46　下前牙内收，前牙达到2mm覆盖

（4 矫治后）

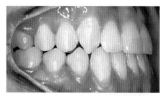
A. 矫治后口内右侧面照

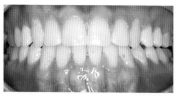
B. 矫治后口内正面照

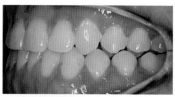
C. 矫治后口内左侧面照

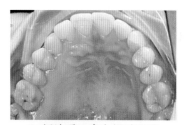
D. 矫治后口内上颌殆面照

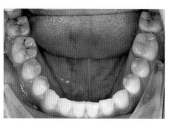
E. 矫治后口内下颌殆面照

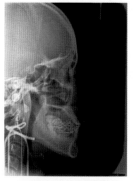
F. 矫治后头颅侧位片

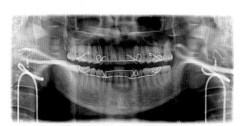
G. 矫治后曲面断层片

头侧曲断见，下前牙直立，下颌向下向后旋转

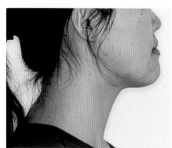
H. 矫治前软组织侧面照

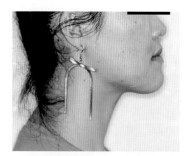
I. 矫治后软组织侧面照

随着下前牙内收，下颌向下向后旋转，下颌前突面型改善良好

图6-47　矫治结束后，前牙覆盖正常

病例2

（初始照片）

女，26岁，下颌前突，前牙不齐。

主诉：兜齿。

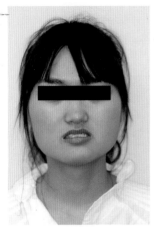

A. 初始软组织正面照

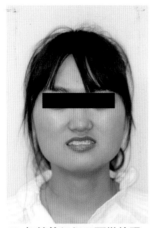

B. 初始软组织正面微笑照

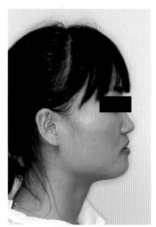

C. 初始软组织侧面照

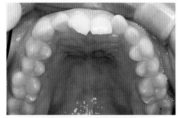

D. 初始口内上颌𬌗面照

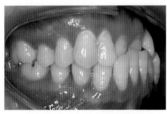

E. 初始口内右侧面照

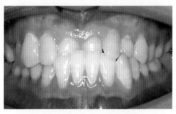

F. 初始口内正面照

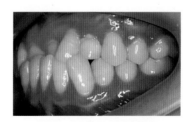

G. 初始口内左侧面照

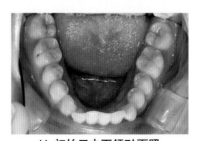

H. 初始口内下颌𬌗面照

口内检查，前牙反𬌗，上前牙不齐

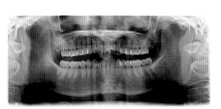
I. 初始曲面断层片

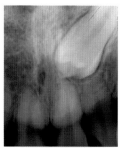
J. 初始上颌根尖片

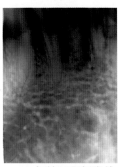
K. 初始下颌根尖片

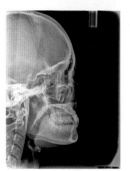
L. 初始头颅侧位片

曲断见上颌左侧尖牙水平阻生，头侧见下颌前突

图6-48　矫治前照片

（1矫治中）

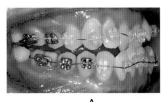
A

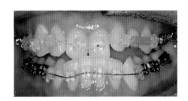
B

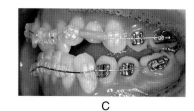
C

图6-49　患者要求保留埋伏牙，初始阶段镍钛丝排齐前牙，Ⅲ类牵引防止排齐阶段反殆加重

（2矫治中）

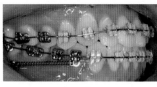
A

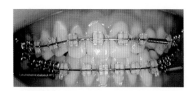
B

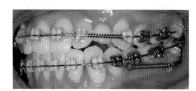
C

图6-50　下颌种植支抗，内收下前牙，上颌主弓丝为18不锈钢丝

（3矫治中）

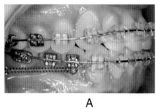
A

B

C

图6-51　上颌主弓丝为18不锈钢丝，前牙切端橡皮线施加前牙段负转矩。

下颌1725不锈钢丝，150g定力拉簧整体内收下前牙

（矫治后）

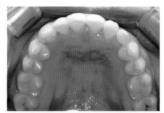

A. 矫治后口内上颌殆面照

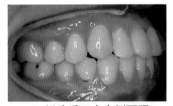

B. 矫治后口内右侧面照

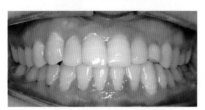

C. 矫治后口内正面照

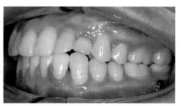

D. 矫治后口内左侧面照

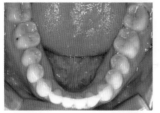

E. 矫治后口内下颌殆面照

图6-52　矫治后，前牙覆盖正常，下前牙直立。上颌滞留乳牙保留

（矫治前后面型对比）

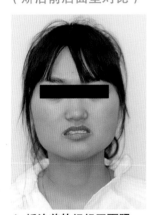

A. 矫治前软组织正面照

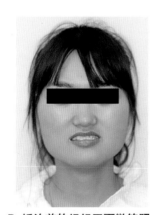

B. 矫治前软组织正面微笑照

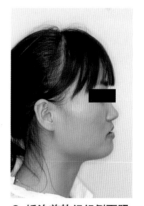

C. 矫治前软组织侧面照

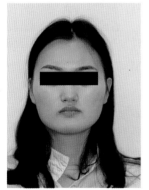

D. 矫治后软组织正面照

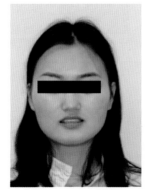

E. 矫治后软组织正面微笑照

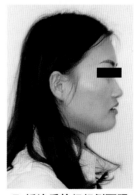

F. 矫治后软组织侧面照

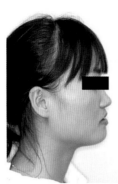
G. 矫治前软组织侧面照

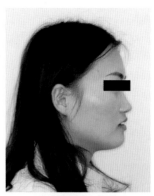
H. 矫治后软组织侧面照

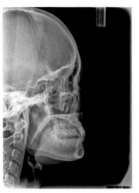
I. 矫治前头颅侧位片

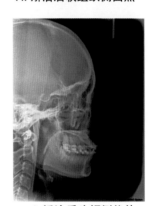
J. 矫治后头颅侧位片

图6-53　下颌内收，反𬌗面型解除。

病例3

（初始照片）

女 22岁，前牙反𬌗，开𬌗。

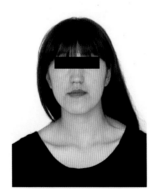
A. 初始软组织正面照

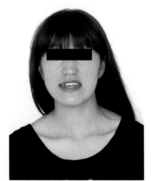
B. 初始软组织正面微笑照

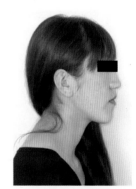
C. 初始软组织侧面照

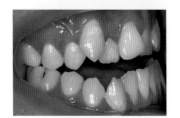
D. 初始口内右侧面照

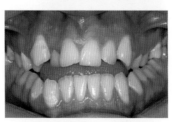
E. 初始口内正面照

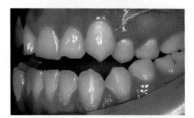
F. 初始口内左侧面照

口内检查见上下前牙拥挤，前牙开𬌗，覆盖-1mm

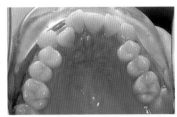
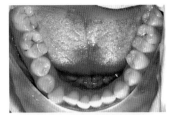

G. 初始口内上颌牙合面照　　　　　　　　　H. 初始口内下颌牙合面照

上颌牙弓狭窄，上下牙弓宽度不匹配，是开牙合的主要原因

图6-54　矫治方案为不拔牙，上颌粘托槽排齐，利用上颌唇侧错位的尖牙扩大上颌牙弓

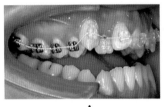
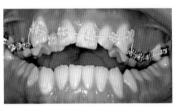
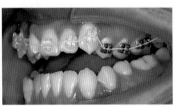

A　　　　　　　　　　　B　　　　　　　　　　　C

图6-55　矫治初期上颌14镍钛丝排齐的同时扩大牙弓

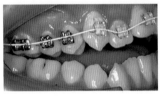
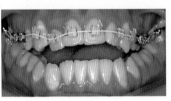
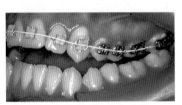

A　　　　　　　　　　　B　　　　　　　　　　　C

图6-56　矫治3个月，拥挤度、牙弓狭窄均有改善

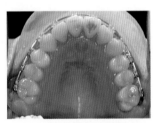

A

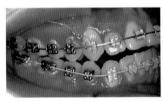
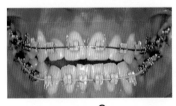
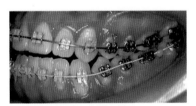

B　　　　　　　　　　　C　　　　　　　　　　　D

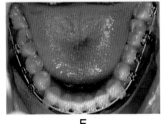

E

图6-57　矫治3个月，上颌牙弓扩大后，下牙粘托槽排齐，使用轻力Ⅲ类牵引防止

前牙排齐时出现反牙合加重

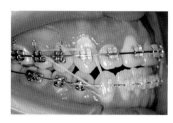 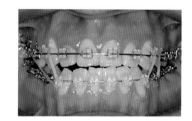 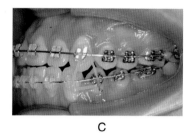

A   B   C

图6-58　13个月，前牙区Ⅲ类短牵引，解除前牙开𬌗，和前牙反𬌗

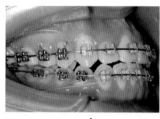 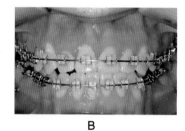 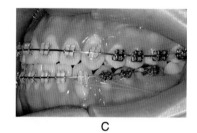

A   B   C

图6-59　18个月，下颌种植支抗，直立内收上前牙

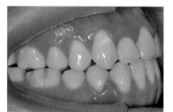 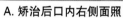 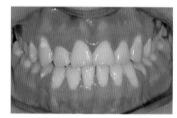 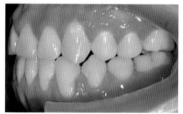

A. 矫治后口内右侧面照　　　　B. 矫治后口内正面照　　　　C. 矫治后口内左侧面照

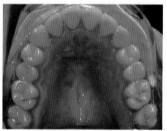 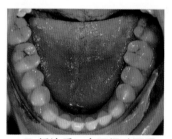

D. 矫治后口内上颌𬌗面照　　　　E. 矫治后口内下颌𬌗面照

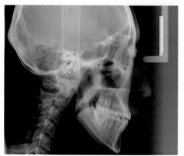 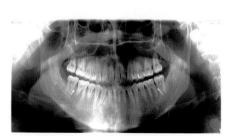

F. 矫治后头颅侧位片　　　　G. 矫治后曲面断层片

头侧见下颌顺时针旋转

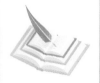

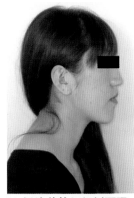

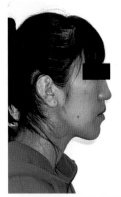

H. 矫治前软组织侧面照　　　　　　　　I. 矫治后软组织侧面照

矫治后，下颌内收，反𬌗面型改善明显

图6-60　22个月，矫治结束后，前牙覆盖正常，下前牙直立内收。前牙反𬌗解除

病例4

（初始照片）

女，33岁，上前牙有牙间隙，前牙反𬌗，下颌左偏。

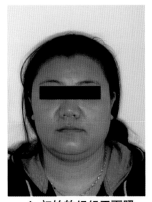

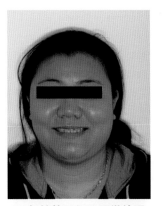

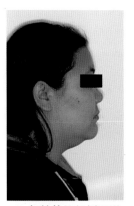

A. 初始软组织正面照　　　　　　B. 初始软组织正面微笑照　　　　　　C. 初始软组织侧面照

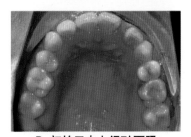

D. 初始口内上颌𬌗面照

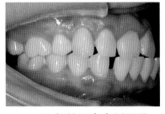

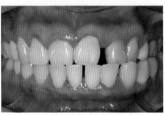

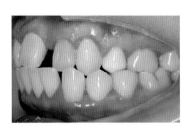

E. 初始口内右侧面照　　　　　　F. 初始口内正面照　　　　　　G. 初始口内左侧面照

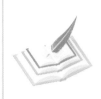

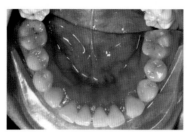

H. 初始口内下颌殆面照

前牙散在间隙，前牙-2mm覆盖，前牙反殆

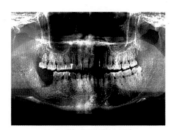

I. 初始曲面断层片

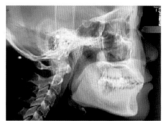

J. 初始头颅侧位片

头侧X光片检查，牙槽骨吸收，低角，下前牙唇倾

图6-61　初始资料

（2矫治中）

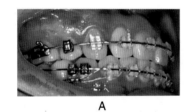

A

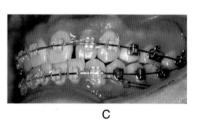

B　　　　　　　　　　　　C

图6-62　矫治方案：首先做牙周治疗，下颌种植支抗内收下

前牙解除前牙反殆，关闭前牙散在间隙

（3矫治中）

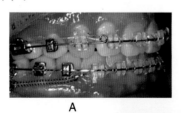

A

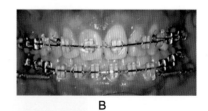

B

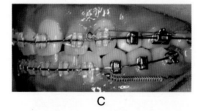

C

图6-63　上颌18不锈钢弓丝小圈曲关闭散在间隙，下颌为1725不锈钢丝

下颌种植支抗，3-3橡皮链连扎，定力拉簧加力整体内收下前牙

（4矫治中）

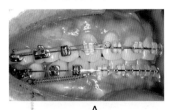
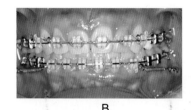
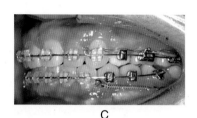

A　　　　　　　　　B　　　　　　　　　C

图6-64　矫治后期上前牙散在剩余间隙，使用18不锈钢丝小圈曲关闭间隙。下颌继续整体内收下前牙

（5矫治后照片）

矫治结束后，前牙覆殆覆盖正常。

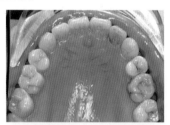

A. 矫治后口内上颌殆面照

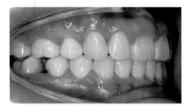
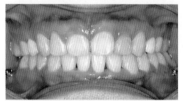
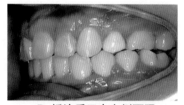

B. 矫治后口内右侧面照　　　C. 矫治后口内正面照　　　D. 矫治后口内左侧面照

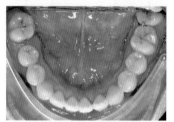

E. 矫治后口内下颌殆面照

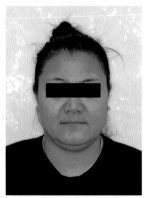
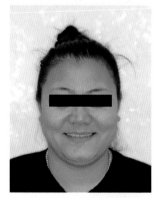
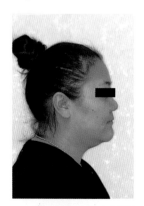

F. 矫治后软组织正面照　　　G. 矫治后软组织正面微笑照　　　H. 矫治后软组织侧面照

矫治后，面型改善良好

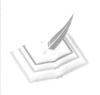

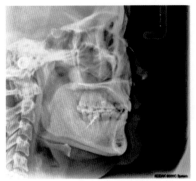

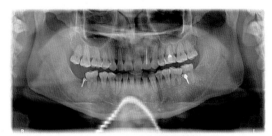

| I. 矫治后头颅侧位片 | J. 矫治后曲面断层片 |

矫治后，头侧见下前牙直立，下颌后牙在种植支抗的作用下远中倾斜

图6-65 矫治后，前牙覆𬌗覆盖正常，面型良好

（矫治前后对比）

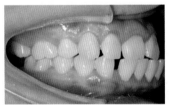

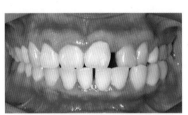

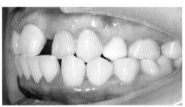

A. 矫治前口内右侧面照　　　　B. 矫治前口内正面照　　　　C. 矫治前口内左侧面照

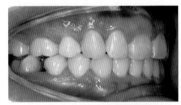

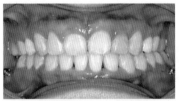

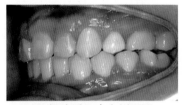

D. 矫治后口内右侧面照　　　　E. 矫治后口内正面照　　　　F. 矫治后口内左侧面照

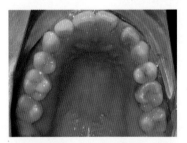

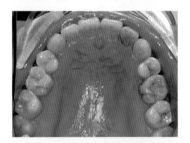

G. 矫治前上颌𬌗面照　　　　　　H. 矫治后上颌𬌗面照

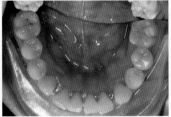

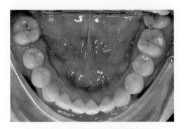

I. 矫治前下颌𬌗面照　　　　　　J. 矫治后下颌𬌗面照

图6-66 间隙关闭，反𬌗解除，前牙覆𬌗覆盖正常，咬𬌗关系良好

（矫治前后面型对比）

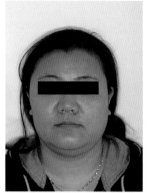
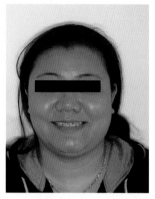
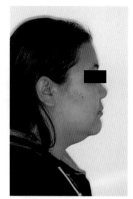

A. 矫治前软组织正面照　　　　B. 矫治前软组织正面微笑照　　　　C. 矫治前软组织侧面照

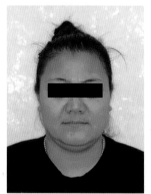
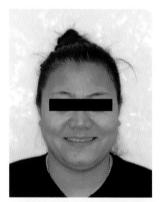
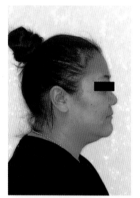

D. 矫治后软组织正面照　　　　E. 矫治后软组织正面微笑照　　　　F. 矫治后软组织侧面照

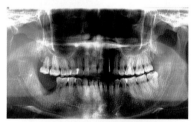
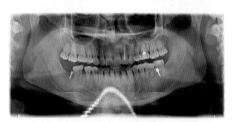

G. 矫治前曲面断层片　　　　　　　H. 矫治后曲面断层片

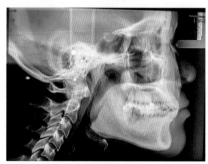
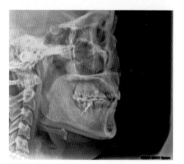

I. 矫治前头颅侧位片　　　　　　　J. 矫治后头颅侧位片

图6-67　反𬌗面型解除，X光片显示：上下前牙充分直立内收

关于反𬌗的矫治经验：

（1）越高角越难做，越低角越好做。下颌顺时针旋转可以引导下颌后退，改善Ⅲ类面型。高角病人下颌顺时针旋转会导致开𬌗，这种情况需要手术，不是正畸的范畴。

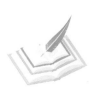

（2）上前牙唇倾，下前牙舌倾的牙齿代偿程度越小，矫治越好做。反之难做。

（3）下颌能后退的，好做，不能后退的难做。

（4）殆平面越平，越难做。殆平面变平，OP-SN小于16°也是一种牙齿对骨性反殆的代偿。

（5）下颌颏部越突出，矫治后面型越差。

（6）反殆病人的关节问题，可能会随着下颌后退加重。

（7）反殆矫治后要注意上前牙的位置，上前牙唇倾是矫治反殆的忌讳。这是很多反殆病人最常有的抱怨。同时在前牙反殆解除后，上前牙容易出现咬殆创伤。说明，尖牙和后牙高度不足，没有建立起尖牙保护殆。因此要注意调整上前牙转矩，通常我们建议上前牙托槽倒置。

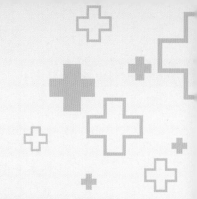

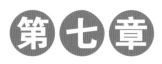

第七章

殆平面控制与骨性错殆畸形矫治的关系

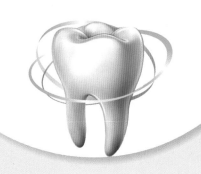

从乳牙列经过替牙期最终发育成恒牙列，替牙期涉及到殆平面的重建。殆平面的变化多样影响到骨性错殆畸形的形成。正常的乳牙列咬殆关系为平齐的乳磨牙终末平面。在没有外来干扰的条件下，正常的平齐的乳磨牙终末平面咬殆关系最终有56%转归为Ⅰ类的磨牙关系，44%转归为Ⅱ类磨牙关系（图7-1）。Ricketts和McNamara等研究表明骨性Ⅱ类的特点通常不是上颌前突，重点是下颌后缩（图7-2）。传统的leeway间隙理论（图7-3）不能完全解释为什么正常的乳牙列咬殆关系有的转归成Ⅰ类，有的转归成Ⅱ类。

众多生长发育的研究都在指向：牙列垂直向的发育和殆平面的倾斜角度影响着颅颌面复合体的发育及骨性错殆畸形的形成。牙列垂直向发育不足加上殆平面陡峭倾斜会迫使下颌后缩形成骨性Ⅱ类。牙列垂直向发育良好加上平坦的殆平面会促使下颌向前（图7-4），更严重的会形成骨性Ⅲ类。

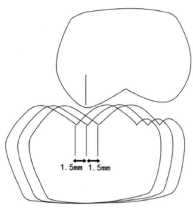

图7-1　磨牙关系模式图

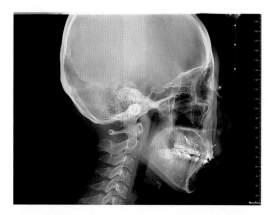

图7-2　Ⅱ类的特点通常不是上颌前突，重点是下颌后缩

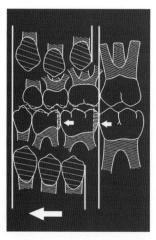

图7-3　传统的leeway间隙理论

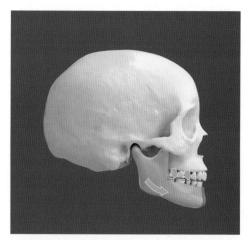

图7-4　牙列垂直向发育良好加上平坦的殆平面会促使下颌向前

牙列的垂直高度指的是上6的近远中颊尖中点到腭平面的垂直距离，下6的近远中颊尖中点到下颌平面的垂直距离（图7-5）。前部殆平面AOP指的是上前牙切端到上颌第二双尖牙的颊尖连线，后部殆平面POP指的是上颌第二双尖牙到第二磨牙颊尖的连线（图7-6）。如何评价前部殆平面倾斜角度？

前部殆平面AOP与FH平面之间的角度，如果AOP相对于FH向前向上，则角度数值为负。正常值为10°，标准差为3.58。后部殆平面与FH平面之间的角度正常值为14.9°，标准差为3.85。

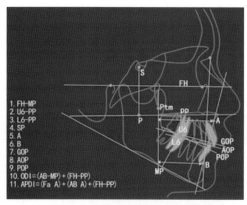

图7-5　牙列的垂直高度指的是上6的近远中颊尖中点到腭平面的垂直距离，下6的近远中颊尖中点到下颌平面的垂直距离

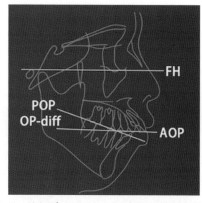

图7-6　前部殆平面AOP指的是上前牙切端到上颌第二双尖牙的颊尖连线，后部殆平面POP指的是上颌第二双尖牙到第二磨牙颊尖的连线

Kim的研究发现从乳牙列、替牙期过渡到恒牙类，形成Ⅲ类错殆的病例中，上颌6的垂直高度比Ⅰ类的病例要高，后部殆平面逐渐变平，下颌位置随之前伸。而在替牙期过渡到恒牙类 形成Ⅱ类错殆的病例中，下颌6垂直高度比Ⅰ类的病例要高，后部殆平面逐渐变得陡峭，下颌随之后退，病例出现向下生长（图7-7）。

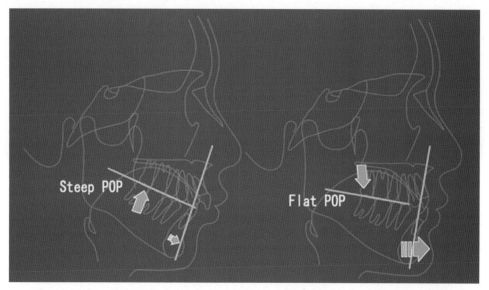

图7-7　后部殆平面陡峭，下颌发育形成Ⅱ类；后部殆平面变平，下颌发育形成Ⅲ类

改变殆平面垂直向高度（上下后牙的高度）和殆平面角度可以控制下颌骨前后向位置。从而矫治骨性错殆畸形，引导下颌骨朝向正确的方向生长。

Fushima 研究了50例成人女性Ⅱ类I分类病人，这些Ⅱ类骨性错殆的骨骼特点是上颌前后向位置基本正常，下颌后缩，伴随下颌骨向下向后旋转。其牙齿形态的特点是上颌后牙垂直高度小，伴随远中倾斜。后部殆平面陡峭倾斜，下颌第二双尖牙垂直高度增加（图7-8）。

对于Ⅱ类错殆畸形，如果后部殆平面较平，下颌前伸时，上下后牙牙尖不会有咬殆干扰。而且后部殆平面的倾斜度与关节窝前壁（髁状突运动面）髁导斜度不一致，下颌因此可以被别在前伸位置。此时下颌前伸位置稳定。反之，严重的骨性Ⅱ类，下颌Spee曲线很深，后部殆平面陡峭，与关节窝的髁导斜度几乎平行，下颌前伸时，上下后牙牙尖存在干扰，前牙容易呈现开𬌗（图7-9），如此不利于稳定下颌前伸的位置（图7-10、图7-11）。

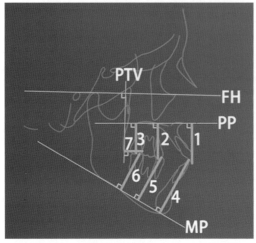

图7-8　Ⅱ类骨性错𬌗的骨骼特点是上颌前后向位置基本正常，下颌后缩，伴随下颌骨向下向后旋转

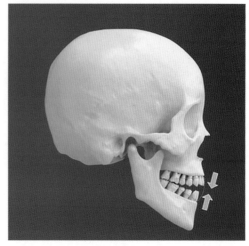

图7-9　下颌Spee曲线很深，后部𬌗平面陡峭，与关节窝的髁导斜度几乎平行，下颌前伸时，上下后牙牙尖存在干扰，前牙容易呈现开𬌗

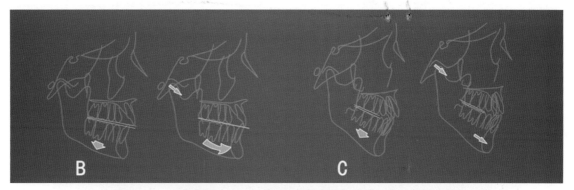

图7-10　下颌前伸时，上下后牙牙尖存在干扰，前牙容易呈现开𬌗

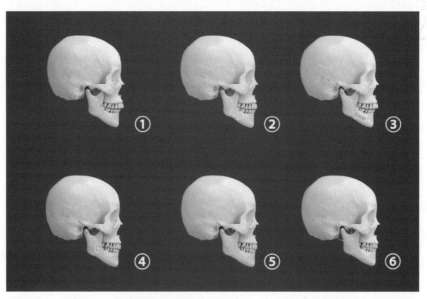

图7-11　下颌Spee曲线很深，后部𬌗平面陡峭，与关节窝的髁导斜度几乎平行

　　临床经验表明：矫治Ⅲ类的重点是去除前牙的咬殆干扰；而矫治Ⅱ类的重点是纠正陡峭的后部殆平面。

　　Bjoek和Skieller研究正常的上下颌骨生长发育：上颌骨向前向下生长的同时伴随着上颌骨逆时针旋转，随之上颌磨牙段高度增加。后部殆平面变平。随之下颌逆时针旋转，同时向前向下生长，由此可以避免出现阻碍下颌向前生长的咬殆干扰。随着下颌前伸，关节窝内髁状突向前下移动，关节窝内压力减低，生长改建加速。反之骨性Ⅱ类的生长特点是，上颌牙列后部垂直高度发育过短，后部殆平面陡峭。即便上颌骨向前向下，逆时针旋转生长，由于陡峭的后部殆平面，下颌生长被抑制，未能出现下颌逆时针旋转生长，下颌向下生长（图7-12）。

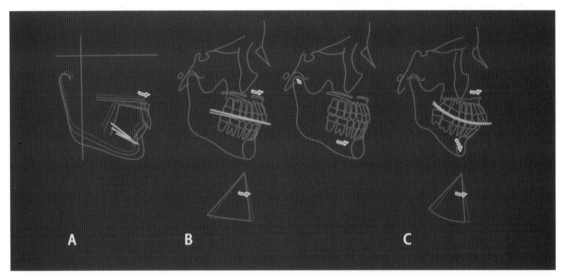

图7-12　由于陡峭的后部殆平面，下颌生长被抑制，未能出现下颌逆时针旋转生长，下颌向下生长

　　Ⅱ类牵引不利于矫治骨性Ⅱ类，由于Ⅱ类牵引会导致上前牙段伸长，上前牙舌倾会导致下颌向后向下后退旋转，此外，Ⅱ类牵引会造成下后牙伸长，后部殆平面变得更加陡峭，由于后牙支点效应，下颌出现向下向后顺时针旋转。研究表明下颌5过度伸长与下颌骨向下向后顺时针旋转密切相关。因此，尽量少用Ⅱ牵引矫治骨性Ⅱ类（图7-13）。

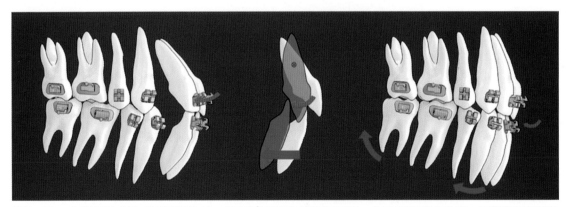

图7-13　Ⅱ类牵引会造成下后牙伸长，后部殆平面变得更加陡峭，由于后牙支点效应，下颌出现向下向后顺时针旋转。研究表明下颌5过度伸长与下颌骨向下向后顺时针旋转密切相关。因此，尽量少用Ⅱ牵引矫治骨性Ⅱ类

因此，

1. 骨性Ⅱ类的矫治方向是：通过移动牙齿使得殆平面逆时针旋转，从而引导下颌逆时针旋转。

（1）上前牙内收的同时，还要压低。

（2）远中直立上后牙，使得上后牙长轴垂直于殆平面；整平下颌Spee曲线，使得下后牙长轴垂直于殆平面，通过咬殆引导下颌向前。

（3）上下后牙高度降低，将Ⅱ类后牙咬殆的支点前移，促进下颌逆时针旋转，下颌颏部明显，改善Ⅱ类面型。

（4）下前牙充分直立，同时压低。

2. 骨性Ⅲ类的矫治方向是：如果下颌颏部前突明显，下前牙直立或者舌倾，此时最佳的矫治方案是不拔牙。矫治的机理是改变后部殆平面（倾斜后部殆平面，升高下后牙），整体内收下前牙，解除前牙反殆。

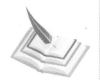

第八章

实用正畸头影测量

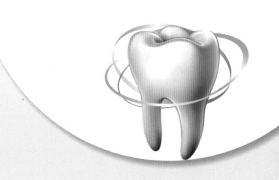

一 侧貌轮廓测量

（1）鼻子的正常大小（图8-1）。

当鼻子过大或过小时，测量上下唇突度的标准要做相应的调整。

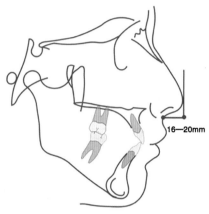

图8-1 鼻子的正常大小

（2）鼻唇角 Cm-Sn-UL（图8-2）正常值90°—100°（Cm鼻小柱之最前点）。

★白种人鼻底部多上翘，因此鼻唇角较大（图8-3）。

★黄种人鼻唇角较小，在矫治目标制定过程中要注意鼻底的形态，以避免矫治后鼻唇角过大而造成人中过长，面型的恶化。

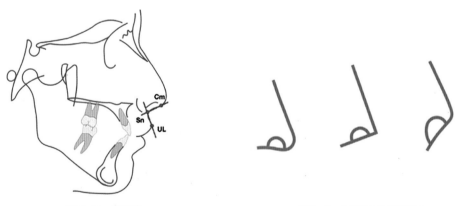

图8-2 鼻唇角　　　　　　　　图8-3 不同的鼻子形态

（3）颏唇沟角：由下唇缘点LL′、下唇凹点B′、软组织颏前点Pog′构成代表颏唇沟的曲线（图8-4），该角随年龄增长而逐渐加深。

★恒牙初期 120°±10°。

（4）颏颈角：由Sn-Pog′与Me′-C（软组织颈点）连线构成的夹角（图8-5）。

★正常颏颈角的度数：男性 114°，女性106°（过大的颏颈角都是由于后缩的颏部所构成）。

备注：颈点C指软组织颏下区与颈部相交之最凹点。

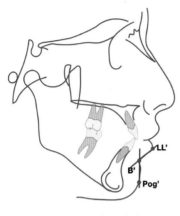

图8-4　颏唇沟角

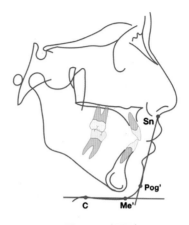

图8-5　颏颈角

二　唇部形态的测量

（1）上唇长度：鼻下点Sn到口点Stoms的垂直距离（图8-6）。

注：唇的绝对长度并不是很重要，重要的是上下唇的比例关系。恒牙初期上唇长度：男性 24.4±2.3mm，女性 22.9±1.8mm。随着年龄增长，上唇平均每10年增长1mm（傅民魁数据）。

（2）上下唇（唇红＋唇白）比例关系（图8-7）。据Ricketts研究，上唇白红：下唇红白=1：1.618（也有些标准为1：2的关系）。

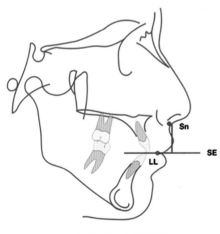

图8-6　上唇长度

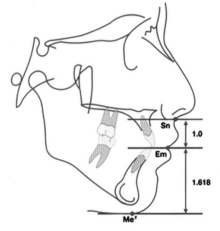

图8-7　上下唇（唇红＋唇白）比例关系

（3）上唇红与下唇红的比例关系。

★上唇红：下唇红=1：1.5（中国人一般1：1.5）或者1：2。

（4）铅垂线——面部软组织评判标准。

过鼻下点Sn的铅垂线，1981年Spradly研究，发现经Sn点引出的垂直于真性水平面的垂线相对稳定，并以此评价唇部位置（图8-8）。

Aruett 1999年倡导TVL线

TVL线距上唇凸点 2—3mm	2—5mm
距下唇凸点 0—2mm	-2—2mm
距颏顶点Pog′（-4）—（-5mm）	0—（-4mm）

（5）上唇厚度与上唇紧张度。

上唇厚度：从A点向下2mm向上唇外缘作水平线，正常15mm左右。

上唇紧张度：从上前牙最突点向红唇作水平线（图8-9）。

正常情况下，这两个数值应该接近（上唇厚度的测量方法各异）。

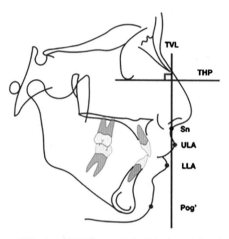 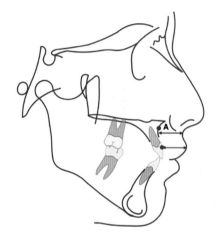

图8-8　铅垂线——面部软组织评判标准　　　　图8-9　上唇厚度与上唇紧张度

（6）下唇凹厚与颏厚。

下唇凹厚（B-B′）：下唇最凹点B′与下齿槽座点B之间的水平距离，恒牙初期（13.9±1.7）mm。

颏厚（Pog-Pog′）：软硬组织颏前点间的水平距离（图8-10）。恒牙初期：13.4±1.9mm，正常情况下，下唇凹厚与颏厚数值应该接近。

（7）判断颏肌紧张的测量方法。

以下颌联合中心点为圆心，分别在2点位和4点位比较软组织颏部的相对厚度（图8-11）。若2点位相对于4点位的厚度越大说明颏部肌肉越紧张。

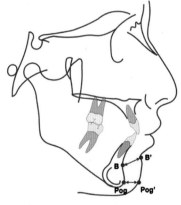 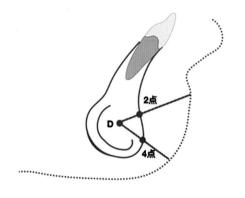

图8-10　下唇凹厚与颏厚　　　　　　　　图8-11　判断颏肌紧张的测量方法

（8）下颌骨外形：三角形，矩形。

三角形下颌骨，下颌骨生长型较差；矩形下颌骨，下颌骨生长型较好（图8-12）。

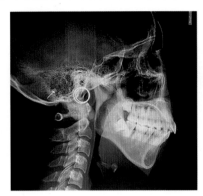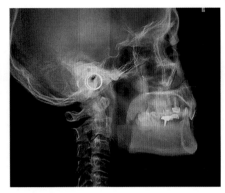

图8-12　下颌骨外形

三　唇齿关系

1. 静息露齿

息止颌位时，上切牙切端位于上唇下缘下3—4mm。

后牙轻接触时，上切牙切端露齿应为0或者0—0.5mm。

2. 微笑动态分析

微笑时，轻微露龈1—2mm。

微笑时，颊廊距口角3—4mm。

微笑时，磨牙应显现负转矩或者直立。

若磨牙显现正转矩过大时，易显牙突，不美观。

3. 前牙覆𬌗

后牙轻咬时，前牙覆𬌗应为3—4mm。

后牙轻咬时，上前牙切端应位于口裂线下3—4mm。

下唇应覆盖上切牙唇面1/3。

上切牙露齿量应为0—0.5mm。

下切牙切端应位于口裂线上，或者口裂线上1mm。

4. 随着上前牙的回收

上前牙回收距离：上唇回收距离=3∶2

　　　（矢状向）　　　（矢状向）

下前牙回收距离：下唇回收距离=1∶0.9

　　　（矢状向）　　　（矢状向）

5. 随着上前牙的回收，上唇垂直向变化

上前牙每内收1mm上唇与露齿的关系：露齿减少0.3—0.4mm（垂直向变化）。

唇紧张的患者，露齿减少量更大；此外还与人中长短也有一定关系。

四　反应颌骨实际大小和位置的指标

（一）Wylie分析法：表示上下颌骨实际大小和位置的指标

Wylie分析法是针对牙颌面型态和深度高度的测量。主要是线距的测量，以蝶鞍点为测量坐标，以眶耳平面为基准平面。

以下颌平面为基准平面（下颌平面的定义为：颏下点Me到下颌角最下缘的连线）。

（二）Wylie分析法：上颌颌骨的测量指标

①上颌位置：Ptm-S测量蝶鞍中心点至翼上颌裂在FH线上垂线的距离，代表上颌的位置（图8-13）。

②上颌长度：ANS-Ptm 翼上颌裂垂线至前鼻棘在FH线上的垂线距离。

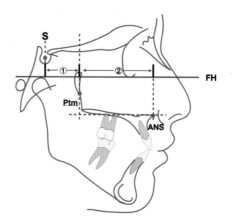

图8-13　Wylie分析法：上颌颌骨的测量指标

表8-1　正常颌中国人Wylie分析法的测量值

测量项目（mm）	替牙期				恒牙列初期				恒牙期			
	男		女		男		女		男		女	
	均值	标准差	均值	标准差	均值	标准差	均值	标准差	均值	标准差	均值	标准差
ANS-Ptm	47.2	2.2	44.8	2.0	50.4	4.1	47.7	2.9	52.1	2.8	49.9	2.1
Ptm-S	18.3	1.9	17.9	2.0	17.7	2.9	17.1	3.0	18.3	2.4	17.1	2.3

（三）Wylie分析法:下颌骨的测量指标

（1）下颌后部的位置 Co-S

测量髁突后切迹（Co）切线和蝶鞍中心（S）在FH上垂足之间的距离（图8-14）。

Co-S　　　替牙期：男14.4mm ± 2.9mm　　　　　　　女14.5mm ± 3.0mm

　　　　　　恒牙初期：男18.3mm ± 3.2 mm　　　　　　女 17.3mm ± 2.9mm

　　　　　　恒牙期：男 20.3mm ± 2.3mm　　　　　　　女 17.4mm ± 2.1mm

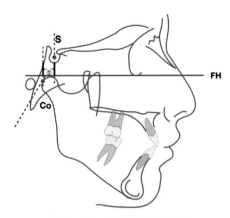

图8-14　下颌后部的位置

（2）下颌升支平面定义为RP（ramus plane）

下颌升支及髁突后缘的切线（图8-15）（与真性垂线的夹角≤11°，提示下颌后缩）。若X线片上髁突影像不清，也可以用关节点Ar与下颌角后缘的切线代替。

备注：还可以结合Bjork分析法的关节角S-Ar-Go（若>143°，提示下颌后荡）。

（3）下颌长度Co-Pog

下颌长度的测量不用FH平面，而在下颌平面上进行，由髁突后缘作切线垂直下颌平面，再从颏点作切线垂直于下颌平面，测量两垂线间的距离（图8-16）。

此处的下颌平面定义为Me到下颌角最下缘的切线，是最常用的一种下颌平面（又称Downs线或Wylie下颌平面）。

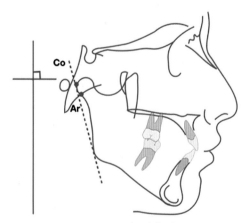

图8-15　下颌升支平面

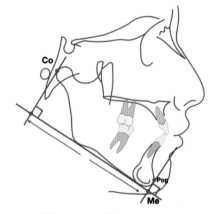

图8-16　下颌长度Co-Pog

表8-2　下颌长度和下颌位置测量标准值

测量项目（mm）	替牙期				恒牙列初期				恒牙期			
	男		女		男		女		男		女	
	均值	标准差	均值	标准差	均值	标准差	均值	标准差	均值	标准差	均值	标准差
Co-Po 下颌长度	97.7	3.3	93.4	4.3	107.4	6.5	102.8	4.8	113.7	4.6	106.7	2.9
Co-s 下颌位置	14.4	2.9	14.5	3.0	18.3	3.2	17.3	2.9	20.3	2.3	17.4	2.1

五 Bjork分析法

1948年发明的Bjork分析法，主要测量项目的线距和角度，其中比较著名的是：

蝶鞍角：N-S-Ar角

关节角：S-Ar-Go角（大于143°提示下颌后缩）

下颌角：Ar-Go-Me角

由N-S-Ar-Go-Pog（Gn，Me）等点组成的多角形颅面部图（图8-17）。

这个多角形颅面图多用于评价前后面部高度的关系，并预测面部生长改变的方向。

Bjork分析法：　　12岁儿童S-N距离=Go-Gn距离

　　　　　　　　S-Ar：Ar-Go=3：4较为理想

当蝶鞍角+关节角+下颌角＞396°时，表示下颌顺时针旋转生长趋势。

当蝶鞍角+关节角+下颌角＜396°时，表示下颌逆时针旋转生长趋势。

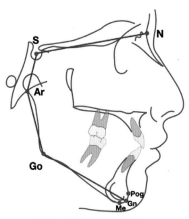

图8-17　Bjork分析法

后面高：前面高

S-Go：N-Me比值在56%—62%提示下颌顺时针生长趋势。

S-Go：N-Me比值在65%—80%提示下颌逆时针生长趋势。

提示：①下颌的顺时针生长，提示前面高的增长快于后面高的增长，下颌联合部呈现向下向后的变化，上下前牙若无其他结构的代偿则已呈现开𬌗的趋势。

②下颌的逆时针生长，提示后面高的增长较快，颏部呈现向前的生长趋势，上下前牙易形成深覆𬌗。

表8-3　中国人正常颌Bjork分析法角度测量值

S-Ar-Go关节角		
	均值	标准差
替牙期	148.0	6.5
恒牙期	148.3	5.7

六　Steiner 分析法

Steiner 分析法，以SN为基准平面。

1953年，Steiner提出了14项测量内容的头影测量法，包括著名的 SNA ；SNB；ANB；SND U1-NA角/距；L1-NB角/距；U1-L1 ；OP-SN ；SL；SE；Po-NB（代表颏部突度，正常白种人 Po-NB与L1-NB距相同，但中国人Po-NB一般均较白种人小）；GoGn-SN角（注：Steiner分析法中的下颌平面GoGn）。

Steiner 分析法中，臂章分析法是最著名的。

SNA 代表上颌相对于颅部的前后向位置关系（上颌基骨相对于颅部）；

SNB 代表下颌基骨相对颅部的前后向位置关系；

ANB 代表上下基骨以鼻根点为参照的前后向位置关系。

（ANB测量值>10° 或<-3° 均要警惕手术指标）

但是很多因素均会影响ANB值的大小，不能准确反映上下颌骨的实际位置情况（图8-18）。

这些不确定因素包括：

（1）由于鼻根点N位置过于靠前或靠后（由于前颅底长度过长或过短）。

（2）由于鼻根点N在垂直方向上与上下颌骨存在的空间关系而造成的差异。

（3）由于上下颌骨相对于颅底平面的关系发生顺/逆时针旋转。

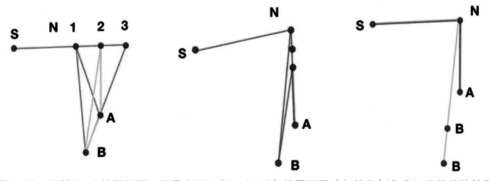

图8-18　尽管A，B位置相同，但是由于N（1、2、3）位置不同（矢状向）造成ANB数值的差异

A、B位置相同由于N（1、2、3）位置不同（矢状向）造成ANB数值的差异。

由于N点垂直向位置的不同造成相同A、B点呈现不同的ANB差异。

由于下颌的后旋角度，不同的下颌位置却呈现相同的ANB值。

综上所诉，ANB、SNB、SNA来反应上下颌骨的位置关系（骨性Ⅰ、Ⅱ、Ⅲ类），这三个指标并不敏感；我们寻求代表骨性Ⅰ、Ⅱ、Ⅲ类的敏感指标。

七　Wits分析法（Wits值）

早在1975年时，Jacobson提出了Wits分析法：Ao-Bo距（图8-19，wits值）A点与B点在功能性殆平面的垂足的距离。

代表上下颌骨矢状向相对位置方面比ANB值更加敏感，但是Ao-Bo值受功能性殆平面倾斜度的影响。当OP倾斜度加大，顺时针旋转时，Ao-Bo值减小，Ⅱ类关系减小，因此掩盖了骨性Ⅱ类的严重程度，所以我们寻找反映骨性矢状向关系更敏感的指标。

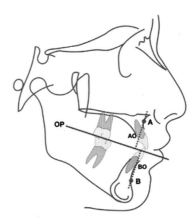

图8-19　Wits值（Wits分析法）

表8-4　正常中国人Wits值及标准差（mm）Ao-Bo距

替牙期				恒牙列初期				恒牙期			
男		女		男		女		男		女	
均值	标准差	均值	标准差	均值	标准差	均值	标准差	均值	标准差	均值	标准差
-1.4	2.6	-1.4	2.8	-1.4	2.9	-1.1	2.9	-0.8	2.8	-1.5	2.1

白种人Wits值（摘自第五版TIP-edge桔色封面）

女性通常Ao与Bo重合：

男性通常Ao位于Bo后1mm（-1mm）

当Ao在Bo点前过大时，定义为骨性Ⅱ类错殆（Normal 0mm　classⅡ≥4mm）；

当Ao在Bo点后过大时，定义为骨性Ⅲ类错殆（Normal 0mm　classⅢ≤4mm）。

黄种人Wits值　　　　Normal，-2mm　　　　　classⅡ+1mm，or normal。

　　　　　　　　（Ao-Bo）　　　　　　　classⅢ-5mm，or less。

注意：对于Ⅱ类牵引的患者，由于OP顺时针旋转时，Wits值减小，Ⅱ类从数值上减少，但由于颏部的后旋，骨性Ⅱ类面型是更加重的（这是不好的）。

八　殆平面的确定

殆平面OP一般有两种：解剖性殆平面和功能性殆平面。

（1）解剖性殆平面又称Downs殆平面

是以上下磨牙（第一磨牙）近中颊尖的中点与上下中切牙切端间距的中点（覆殆或者开殆的1/2处）的连线（图8-20）。

（2）功能性殆平面

是以上下颌第一磨牙和上下第一、二前磨牙的咬殆接触点的连线构成（即一共6颗牙，功能性殆平面不使用切牙的任何标志点（图8-21）。

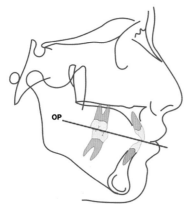
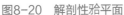

图8-20 解剖性𬌗平面

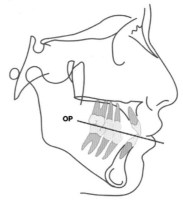

图8-21 功能性𬌗平面

首先是以眶耳平面为参考平面，功能性OP与FH呈8°—12°的夹角，这表示咬𬌗平面的陡度由肌肉功能的平衡所决定。一般情况下，正畸治疗的目的都是维持或者减小𬌗平面角（OP-FH），以控制垂直方向的变化。否则可因OP-FH角的增大，而造成咬𬌗关系的不良，一般男女之间有2°差异，男性11°，女性9°。

OP-FH夹角越大，代表Ⅱ类面型倾向。

OP-FH夹角越小，代表Ⅲ类面型倾向。

（𬌗平面角是Downs提出的分析方法，Downs中𬌗平面是解剖性𬌗平面）。

实际上我们的咬𬌗平面是一个立体的三维结果，从矢状侧面看，我们的𬌗平面代表了spee regulars曲线也就是spee's曲线的直线化，从冠状侧面看我们的咬𬌗平面反应了wilson曲线的规律，所以说咬𬌗平面是出于诊断与矫治设计的需要而来确定的平面。

咬𬌗平面的后端的确定：Xi点（图8-22）。

Xi点为下颌升支的几何中心处（多为下颌孔处）。

Xi点的确定方法：

方法1：由乙状切迹的最下点（R3）向FH作垂线并将其向下延伸与下颌骨下缘的交点为R4，R3与R4的中点为Xi点。

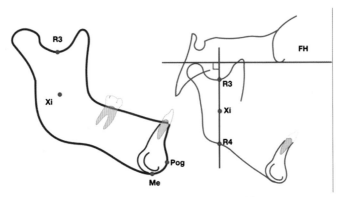

图8-22 咬𬌗平面的后端的确定——Xi点。

功能性OP是最具诊断价值的平面之一，确定好功能性咬𬌗平面后，我们就可以用来确定切牙的目标位置（上下切牙的目标位置），功能性OP后部一般通过Xi点，即Xi点一般在功能性OP向后延伸的2mm半径范围内，前部应依据治疗后上下唇的唇间隙垂直高度而定。

𬌗平面（功能性OP）前部一般在上下唇交界点下3—4mm，后部一般在Xi点附近。（图8-23）

注意：𬌗平面OP是可以被正畸力（垂直向的矫治力）控制的。

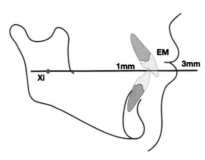

图8-23 功能性𬌗平面是最具诊断意义的平面之一

★个体的𬌗平面由上下颌第一磨牙，上下颌第二前磨牙的咬𬌗接触点构成。

★理想的𬌗平面位置应是后部通过Xi点，前部应是治疗后上下唇间隙/交界点垂直向的位置而定。

★理想的下颌切牙，切端应距𬌗平面上1mm±1mm。

理想的上颌中切牙切端应被下唇覆盖1/3左右。

上颌中切牙切端距上唇下缘2—3mm，>5mm过度萌出；正常位置2～5mm，萌出不足<2mm。

对于深覆𬌗和开𬌗的患者，我们可以根据咬𬌗平面与上下切牙的关系来决定采取哪种治疗措施和牙齿的移动目标位置：

①压低升高下切牙；②伸长压低上切牙；③同时压低上下切牙；④同时伸长上下切牙。

对于恒牙列上下牙弓的咬𬌗平面并不是一个平面，而是一个曲面——Spee氏曲面，咬𬌗平面也就成为了Spee氏曲线的直线型产物——咬𬌗平面折中代表了Spee氏曲线。

由于乳牙列上下牙弓的咬𬌗面都在一个平坦的平面上，乳牙列的咬𬌗平面，画一条尽可能多地穿过上下和牙齿咬𬌗面的线就可以代表了。

九 Ricketts生物渐进技术

Ricketts分析法中，常用到的重要的分析平面有审美平面E线（1960年提出）和A-PO平面。

审美平面E线：软组织鼻尖点到软组织颏前点的连线（图8-24）。

对于白种人（成人病例）上下唇的理想位置是双唇都在E线后：相对于E线，下唇较上唇靠前（双唇位置的获得是在无紧张下获得，E线的理想位置受年龄、性别、种族等因素的影响）。

拍摄时牙尖咬在牙尖交错位，口唇处于封闭状态。

白种人：15岁时上唇位于E线后7.5mm，下唇位于E线后5.2mm。随着年龄的增长，白种人口唇相对于E线会继续后缩。

黄种人：上下唇常位于E线上，稍位于E线后也是正常。

黑种人：上唇位于E线前0.3mm，下垂于E线前2.9mm。

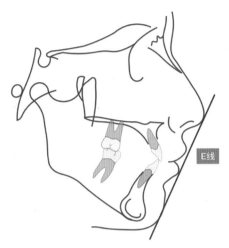

图8-24　审美平面E线

一般而言，短面型的人适合前突一点的口唇位置，长面型的人适合平直一点的口唇位置。嘴唇薄而窄的人，牙弓不适于前突的位置。否则这样的牙弓位置不是闭不上嘴，就是唇肌压力大造成切牙位置的复发。

A-P平面是该头影测量分析法中最重要的平面（图8-25）。

Ricketts分析法中，以稳定的下切牙位置为基础：

（1）下切牙切端应该在A-Pog线前1mm±2mm，在功能性𬌗平面上1mm。

（2）对于长面型的患者，下切牙切端可在A-P线后1mm。

（3）对于短面型的患者，下切牙的切端，可在A-P线前3mm。

注意：在生长发育和正畸治疗过程中，A点和Pog点是不断进行改建的，所以下切牙的位置就是矫治结束后的A-P线来确定。

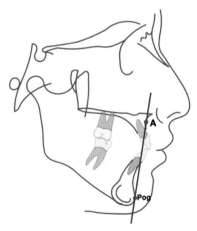

图8-25　A-P平面

面型对下前牙距离A-Pog的影响：

如果是短面型、颏肌不紧张的患者，下切牙切端在A-P平面前3mm；对于特别严重的短面型、嘴大、嘴唇无力的患者，下切牙切端可在A-P平面前更前一些，但不要超过5mm这个界限。

如果患者是长面型，下切牙直立较稳定，可在A-P线后1mm；特别严重的长面型，嘴小，嘴紧，嘴唇薄的患者，下切牙切端在A-P平面后2mm也是可以接受的。

嘴唇紧张度对下前牙与A-PO之间角度的影响

下切牙轴倾角：为下切牙长轴与A-P平面的交角（图8-26），正常范围18°—28°。对于嘴特别大，唇松弛的严重短面型患者，下切牙轴倾角可以增大，但不能超过30°。对于嘴小薄紧的长面型患者，下切牙不宜唇倾，应当减小，但舌向不能低于18°。

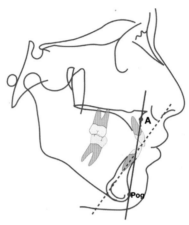

图8-26 下切牙轴倾角为下切牙长轴与A-P平面的交角

十 切牙磨牙垂直高度的测定

上中切牙到腭平面的距离：上颌切牙端到腭平面的垂直距离正常值（28.5±2.6）mm（图8-27）。

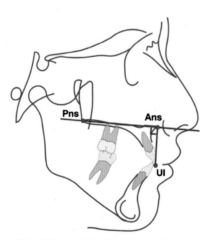

图8-27 上中切牙到腭平面的距离

上颌第一磨牙到腭平面的距离（图8-28）：

上颌第一磨牙近中颊尖到腭平面的垂直距离正常值（24.2±1.9）mm；下颌第一磨牙近中颊尖到下颌平面的距离正常值（33.8±2）mm。

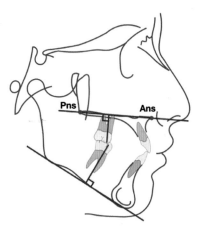

图8-28　上颌第一磨牙到腭平面的距离；下颌第一磨牙到下颌平面的垂直距离

下颌切牙萌出高度的指标：下切牙切端到颏下点的距离，正常值（43.2±2.2）mm（图8-29）。该指标数值过大，多提示下颌骨生长薄弱。

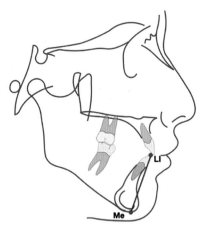

图8-29　下颌切牙萌出高度的指标

十一　切导与髁导

上切牙唇面位置的确定

（1）上切牙唇面前后位置的确定

前额线：发际点与眉间点的连线通过前额线中点的垂线是前额的前界限。

FA点：上中切牙临床冠中心。

GALL（目标前界限）：是上颌中切牙治疗时的理想位置。

当前额线与FALL线夹角＜7°时，FALL线与GALL线一致。

当前额线与FALL线夹角＞7°时，GALL线位于FALL线前方，每增大1°，此线便向前移0.6mm，最前不超过眉间点（图8-30）。

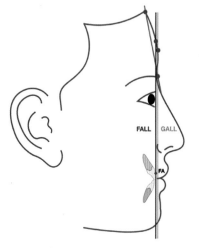

图8-30　根据GALL线测量上前牙位置

★Andrews法：2000年Andrews提出口颌面协调六要素

其中，保证上下前牙直立于牙槽骨中，并使上颌中切牙的临床冠中心点FA落于目标前界限GALL线上。

（2）切导：切导位置与上切牙的关系

BP（inflection point）上颌切牙舌隆突前的凹点。

F2上颌切牙切端舌侧最下点。

F线：BP与F2连线，代表上颌切牙舌面诱导下颌前牙切导的位置（图8-32），即F线是前牙切导的位置线，前牙覆𬌗改善后确定前牙切导的位置，使下前牙的切端与BP接触至关重要。

（3）髁导

CDM线：颞下颌关节窝的最高点（与CD基本一致），与关节窝前壁最下点（GL），CD与GL连线的中点向关节窝前壁做垂线，该垂线与关节凹前壁的交点为GM点。GM与GL的连线被称为CDM线，该线代表髁导斜度（图8-32）。

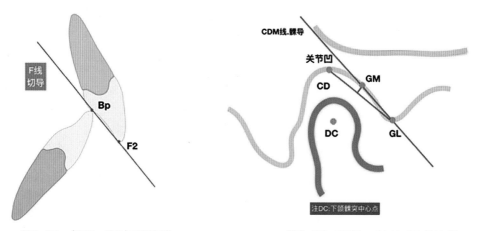

图8-31　切导，BP与F2连线　　　　　　图8-32　髁导，GM与GL的连线

矫治结束时，理想咬𬌗状态应该是：

A.上颌骨生长发育结束时应建立的理想咬𬌗形态。

①功能性𬌗平面的后端延长线应通过Xi点（下颌孔附近）。

②下切牙切端应尽可能靠近BP点。

B.在上下颌骨生长发育结束时应建立的咬𬌗状态。

①下颌切牙切端应尽可能与上颌切牙舌面BP相接触。

②上颌切牙的牙轴目标位置尽可能使F线与CDM线平行，使髁导与切导相协调（理想状况下，下颌切导斜度比前伸髁道斜度大5°～10°，下颌前伸平缓前下滑动，伴随微张口的顺时针下颌运动，避免后牙干扰）。

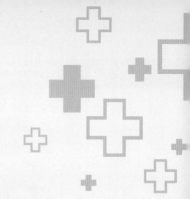

第九章

正颌外科术前正畸

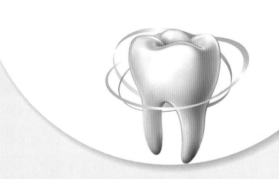

术前正畸的最终目标就是：调整上下牙列的三维位置，当外科医生把上下颌骨的位置改变到理想位置时，上下牙列的咬殆正好适应未来上下颌骨的新位置。

一 骨性Ⅲ类的术前正畸

骨性错殆畸形通常伴随着牙齿的代偿。

（1）上颌骨发育不足导致上颌牙列的代偿方式就是上前牙唇倾，上后牙颊倾。

（2）下颌骨发育过度导致下颌牙列的代偿方式就是下前牙舌倾，下后牙舌倾。

（3）殆平面的代偿方式是上颌后牙段过度伸长，上颌后部殆平面水平。

术前正畸的指导思想就是去代偿，使牙齿直立于基骨。

（1）上前牙需要直立内收（图9-1），上颌后牙段需要腭向直立内收（图9-2）。总之上牙弓需要缩窄。同时由于上颌骨发育不足，骨量不足导致上牙列拥挤，这两个因素决定着上颌需要拔牙。

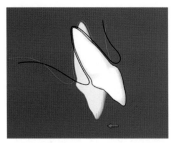

图9-1 上前牙需要直立内收

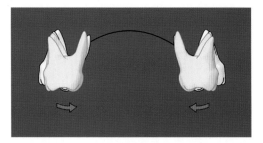

图9-2 上颌后牙段需要腭向直立内收

（2）下牙舌倾，牙弓缩窄，因此矫治目标是去代偿：唇倾下前牙（图9-3），下颌后牙段颊向扩弓（图9-4）。Ⅲ类反殆的病例由于下颌骨过度发育，骨量足够多。因此下牙列几乎没有拥挤，这两个因素决定着下颌不需要拔牙。但是下颌矢状劈开的术式切口要通过下颌智齿的位置，因此下颌智齿要尽早拔除（图9-5）。

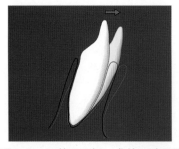

图9-3 下前牙舌倾，术前正畸需要去代偿，唇倾下前牙

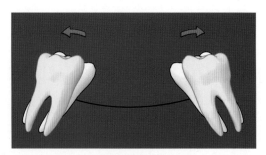

图9-4 下颌后牙段需要直立，扩弓

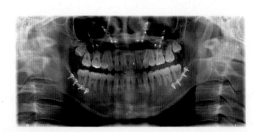

图9-5 下颌矢状劈开的术式切口通过下颌智齿的位置，因此下颌智齿要尽早拔除

（3）上颌后牙段压低，改变上颌后部殆平面从水平到陡峭。

上颌后牙段压低的另一个重要意义是：下颌骨后退的过程是下颌向后退的同时顺时针旋转的过程。下颌后部向上顺时针旋转，能够确保下颌后退时，下颌升支高度保持一致（图9-6）。由此可以确保后部咀嚼肌肉不会伸长，稳定的咀嚼肌是确保下颌骨术后稳定的重要因素。

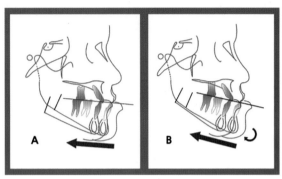

图9-6　Ⅲ类正颌外科术前正畸中，压低上颌后牙段，确保下颌后退的过程是向后退同时顺时针旋转的过程。下颌后部向上顺时针旋转，能够确保下颌后退时，下颌升支高度保持一致

具体矫治方法：

（1）上颌拔两个4。由于上颌牙列拥挤和上前牙唇倾，上颌后牙要使用强支抗（种植支抗），接下来的步骤就是按照拔牙病例的矫治程序，逐步更换主弓丝。种植支抗远中移动尖牙解除前牙拥挤，将1622茶色不锈钢丝作为主弓丝和短牵引钩，使用种植支抗直立内收上前牙。这是一个上前牙在内收时需要转矩逐步丢失到前牙直立的过程，因此建议使用短牵引钩（图9-7—图9-9）。

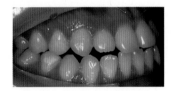 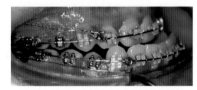 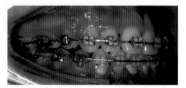

图9-7　初始上前牙唇倾　　　图9-8　上颌拔除两个4，种植支抗　　　图9-9　正颌外科术后，下颌
　　　　　　　　　　　　　　　　　内收上前牙，实现术前反覆盖　　　　　　位置后移，前牙实现正常覆盖

（2）骨性下颌前突的特点是下前牙舌倾，临床中可能伴随着拥挤，下唇肌肉紧张。下前牙去代偿的矫治目标是唇倾直立下前牙。唇倾下前牙获得间隙，因此下颌通常不拔牙。但是下颌智齿由于正颌手术骨劈开要经过这个位置，下颌智齿要尽早拔除。唇倾下前牙遇到的主要阻碍就是紧张的下唇肌肉。有时候单纯依靠镍钛丝可能无法有效地排齐下前牙。比较有效的方法是下颌使用18不锈钢丝，在磨牙颊管近中弯制开大曲。通过弓丝唇向开展的力量抵消紧张的下唇肌肉向内的压入力。有时候也可以配合使用颌间Ⅱ类牵引。

（3）上下颌牙弓宽度的匹配协调。骨性错殆Ⅲ类的特点是上颌骨小，下颌骨大。代偿之后的结果是上牙弓宽大，下牙弓狭窄。如果在口外检查石膏模型，将前牙覆盖摆在正常位置之后，检查石膏模型的后部牙弓宽度就会发现后牙呈现锁殆状态。因此后牙牙弓的去代偿方向就是：上颌牙弓需要缩窄，下颌牙弓需要增宽（图9-10、图9-11）。具体方法是：①上颌拔牙缩小牙弓宽度，上颌主弓丝缩窄；②下颌不拔牙扩大牙弓宽度，下颌主弓丝增宽；③后牙交互牵引；上颌颊侧-下颌舌侧；④上颌腭侧种植支抗压低上颌后磨牙的同时腭侧倾斜，缩小牙弓宽度。

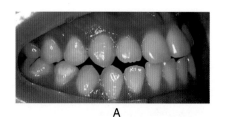 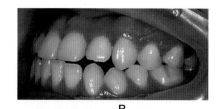

图9-10　初始阶段口内见后牙正常覆盖

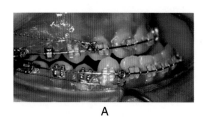 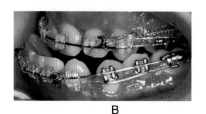

图9-11　术前正畸中，上颌拔牙，直立上后牙，牙弓缩窄。双侧后牙成反𬌗状态

（4）压低上颌后部牙弓，减小上颌牙弓后部垂直距离。上颌后部牙弓过度伸长，上颌后部𬌗平面呈水平是骨性错𬌗Ⅲ类的代偿特点。此外，如果下颌体平移后退，下颌升支长度增加，附丽于下颌角的咀嚼肌伸张。肌肉收缩的力量会使术后下颌骨位置不稳定。因此正颌外科术中将下颌后退的时候，需要将下颌角向上向后旋转。以此确保下颌升支长度不变。术前正畸中另一个重要的去代偿的内容就是压低上颌后部牙弓，减少上颌牙弓后部垂直距离，为下颌角向后向上旋转创造空间（图9-12、图9-13）。

术前正畸中，无法从病人口内观察到咬𬌗状态。只能通过采石膏模型，在口外模拟未来前牙达到正常覆盖时，检查后牙的咬𬌗关系。理想的术前正畸最终达到的效果应该是：口外石膏模型的上下牙列达到正常的咬𬌗关系。

正颌手术后一个月即可开始术后正畸，正颌手术中骨块移动是一种骨皮质切开。这种骨创伤能够加速颌骨改建。因此正颌手术后存在4—6个月的骨皮质切开骨改建加速期。正颌手术后正畸可以适当缩短复诊间隔到2周左右。

术后焦虑症，是正畸医生务必要注意的。大多数的病人在正颌术后，都会存在或多或少的术后焦虑等心理问题，而且这种焦虑会在术后6个月逐渐加重。因此，建议术后正畸不要超过6个月。6个月之后，随着时间的推移，病人对矫治效果会越来越不满意。

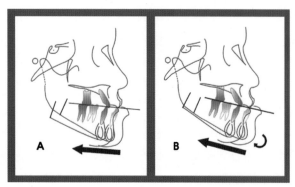 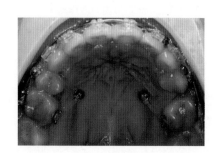

图9-12　正颌外科术中将下颌后退的时候，需要将下颌角向上向后旋转。以此确保下颌升支长度不变　　图9-13　上颌腭侧种植支抗压低上颌后牙段，为术中向上向后旋转下颌创造上颌后部空间

正颌外科反殆术前正畸病例

病例1

（初始照片）

女，20岁，下颌前突，凹面型，要求正颌外科术前正畸。

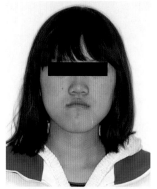

A. 初始软组织正面照

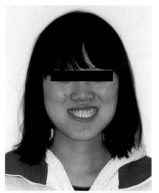

B. 初始软组织正面微笑照

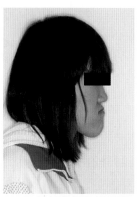

C. 初始软组织侧面照

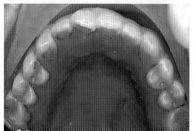

D. 初始口内上颌殆面照

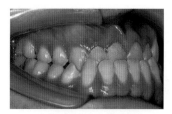

E. 初始口内右侧面照

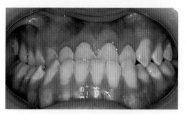

F. 初始口内正面照

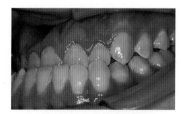

G. 初始口内左侧面照

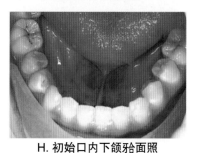

H. 初始口内下颌殆面照

口内检查：前牙反殆，深咬殆

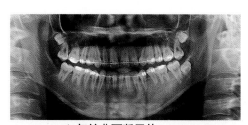

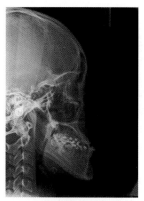

I. 初始曲面断层片　　　　　　　J. 初始头颅侧位片

头侧曲断见，严重的骨性下颌前突，上颌后缩

图9-14　矫治方案，术前正畸，上颌拔除两个4，上颌腭侧种植支抗，
压低上颌后牙段，同时纠正上颌后牙颊倾，下颌不拔牙排齐

（1矫治中）

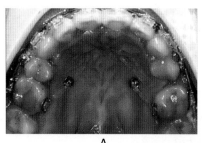

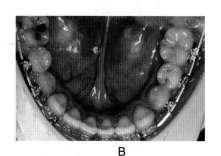

A　　　　　　　　　　　　　　　　B

图9-15　拔除上颌双侧4，腭侧种植支抗压低上后牙段，排齐直立上下颌前牙，去除代偿

（2矫治中）

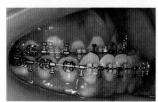

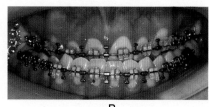

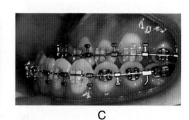

A　　　　　　　　　　　B　　　　　　　　　　　C

上前牙内收，下前牙唇倾，缩窄上颌后牙牙弓宽度，去除牙代偿

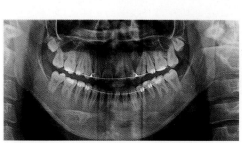

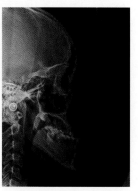

D　　　　　　　　　　　　　　　　E

术前3个月拔除下颌智齿，头侧见上下前牙直立，去除代偿

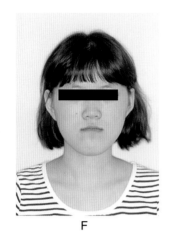
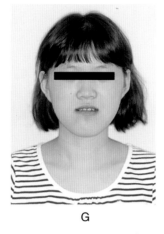
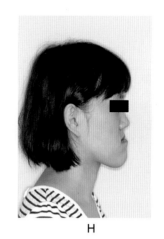

F　　　　　　　　　　　　G　　　　　　　　　　　　H

图9-16　术前反殆面型加重

（3正颌术后）

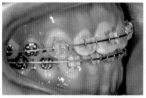
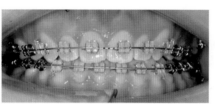
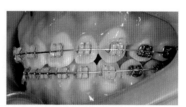

A. 正颌术后口内右侧面照　　　B. 正颌术后口内正面照　　　C. 正颌术后口内左侧面照

图9-17　正颌术后，前牙达到正常覆殆覆盖

（4矫治中）

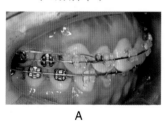
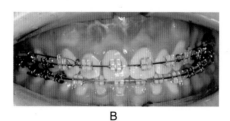
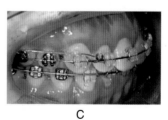

A　　　　　　　　　　　　B　　　　　　　　　　　　C

图9-18　术后矫正，关闭散在牙弓内间隙，内收上前牙

（5矫治完成）

矫治结束后，前牙覆殆覆盖正常，Ⅰ类咬殆关系。

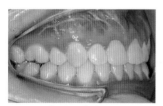
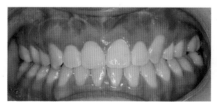
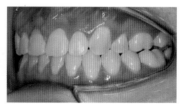

A. 矫治后口内右侧面照　　　B. 矫治后口内正面照　　　C. 矫治后口内左侧面照

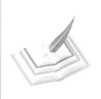

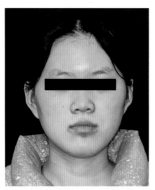
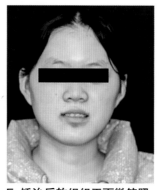
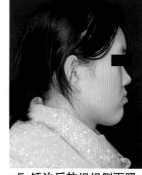

D. 矫治后软组织正面照　　　E. 矫治后软组织正面微笑照　　　F. 矫治后软组织侧面照

术后面型良好

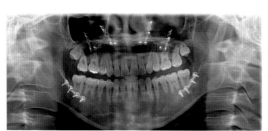
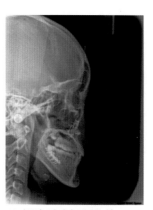

G. 矫治后曲面断层片　　　　　　H. 矫治后头颅侧位片

图9-19　矫治后，前牙覆殆覆盖正常，面型良好

三　骨性Ⅱ类的术前正畸

相比下颌前突的问题，大多数人能够接受下颌后缩和上颌前突。因此，骨性Ⅱ类接受正颌外科的病人并不很多。一些对于面型要求高的人，也会选择正颌外科。

同样，去代偿也是骨性Ⅱ类的术前正畸指导原则。

（1）直立上前牙，如果上前牙初始位置唇倾，则需要考虑拔牙内收。如果上前牙初始位置是舌倾或者直立，则不需要拔牙。

（2）直立下前牙，一般骨性Ⅱ类的下前牙代偿都是过度的唇倾，下颌需要拔牙，一般是两个下4。充分内收直立唇倾的下前牙，需要下颌强支抗（图9-20）。下颌种植支抗是最佳选择。

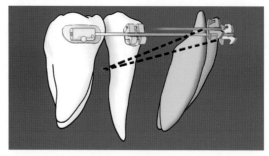

图9-20　下颌种植支抗直立下前牙

（3）创造前牙深覆盖，为正颌手术前移下颌骨创造前牙咬殆间隙（图9-21—图9-23）。

（4）上下牙弓宽度匹配，可以通过主弓丝进行协调。复诊时，采石膏模型进行上下牙弓宽度的比对。

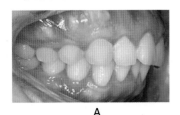 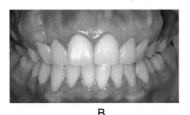 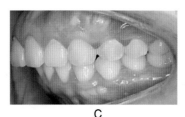

　　　A　　　　　　　　　　　　　B　　　　　　　　　　　　　C

图9-21　骨性Ⅱ类下颌后缩，下前牙唇倾代偿，覆盖正常

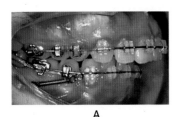 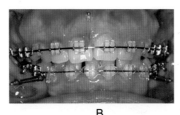 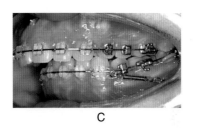

　　　A　　　　　　　　　　　　　B　　　　　　　　　　　　　C

图9-22　术前正畸：下颌拔牙，下颌种植支抗充分内收直立下前牙，前牙呈深覆盖

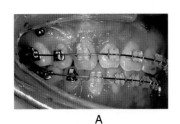 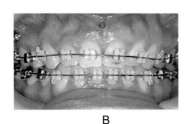 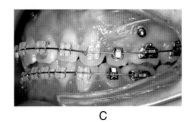

　　　A　　　　　　　　　　　　　B　　　　　　　　　　　　　C

图9-23　正颌术后，下前牙直立，前移下颌骨，咬殆达到Ⅰ类关系

四　骨性Ⅱ类下颌后缩病例

女，25岁，嘴突，没下巴。

面型检查：上颌前突，下颌后缩。

（初始照片）

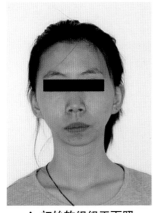 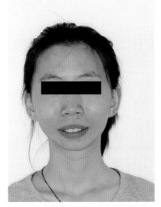 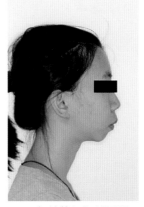

A. 初始软组织正面照　　　　　B. 初始软组织正面微笑照　　　　　C. 初始软组织侧面照

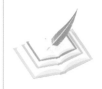

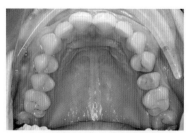

D. 初始口内上颌殆面照

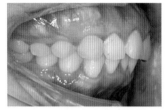

E. 初始口内右侧面照

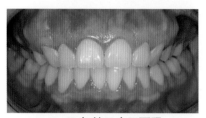

F. 初始口内正面照

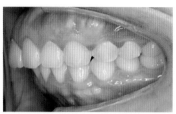

G. 初始口内左侧面照

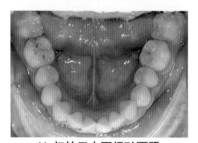

H. 初始口内下颌殆面照

口内检查，下前牙唇倾，上前牙直立，Ⅱ度覆盖

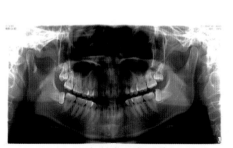

I. 初始曲面断层片

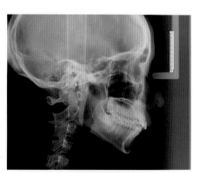

J. 初始头颅侧位片

图9-24　头侧曲断见，智齿存在，上颌前突，下颌后缩，严重的骨性Ⅱ类

（1矫治中）

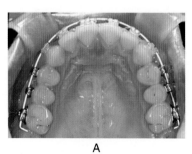

A

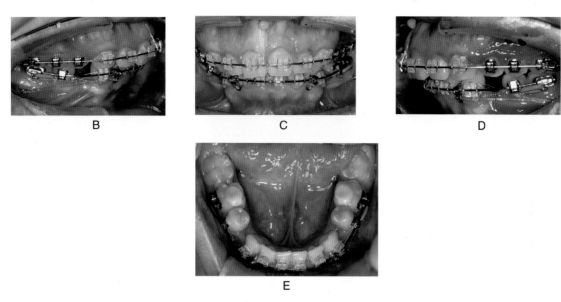

图9-25　术前正畸，下颌拔牙，下颌种植支抗内收直立下前牙。

上前牙种植支抗压低上前牙。上颌不拔牙排齐

（2矫治中）

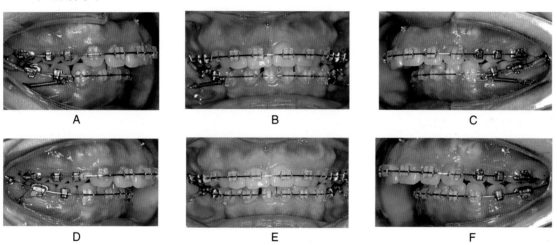

图9-26　上前牙压入，下前牙直立后，前牙为深覆盖。为正颌手术前移下颌骨创造空间

（3面型对比）

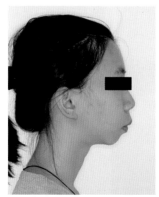

A. 初始软组织侧面照

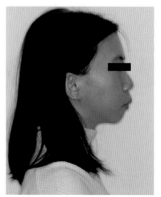

B. 正颌术前软组织侧面照

图9-27　初始照片和正颌术前正畸面相对比，下颌后缩面型加重

（4正颌术后口内照）

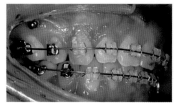 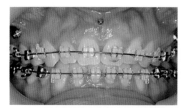 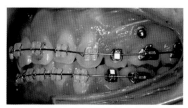

A. 正颌外科术后口内右侧面照　　B. 正颌外科术后口内正面照　　C. 正颌外科术后口内左侧面照

图9-28　正颌外科术后，前牙覆盖正常

（5术后调整）

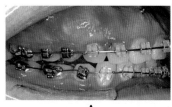 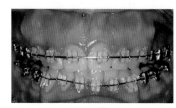 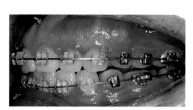

A　　　　　　　　　B　　　　　　　　　C

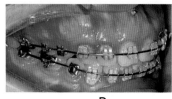 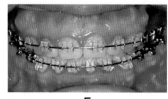 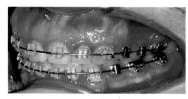

D　　　　　　　　　E　　　　　　　　　F

图9-29　术后重粘托槽，调整牙轴，建立良好的咬𬌗关系

（6矫治结束照片）

矫治结束后　前牙覆𬌗覆盖正常，Ⅰ类咬𬌗关系。

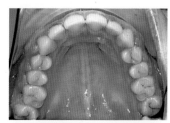

A. 矫治后口内上颌𬌗面照

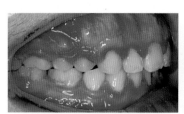 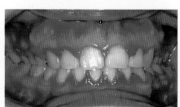 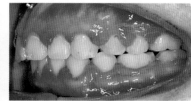

B. 矫治后口内右侧面照　　C. 矫治后口内正面照　　D. 矫治后口内左侧面照

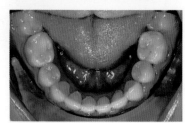

E. 矫治后口内下颌𬌗面照

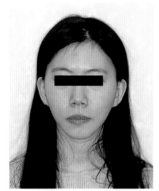
F. 矫治后软组织正面照

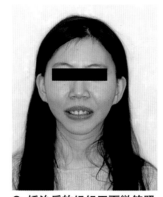
G. 矫治后软组织正面微笑照

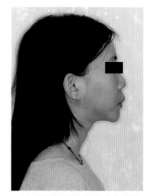
H. 矫治后软组织侧面照

面型良好，下颌颏部形态良好

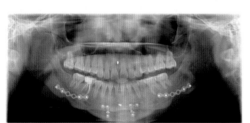
I. 矫治后曲面断层片

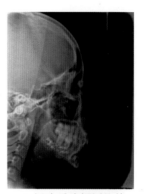
J. 矫治后头颅侧位片

图9-30 矫治后，前牙覆𬌗覆盖正常

（7矫治前后口内对比）

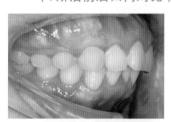
A. 矫治前口内右侧面照

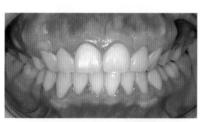
B. 矫治前口内正面照

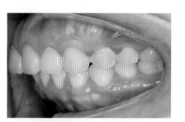
C. 矫治前口内左侧面照

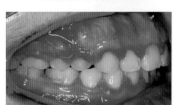
D. 矫治后口内右侧面照

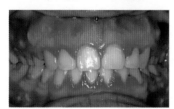
E. 矫治后口内正面照

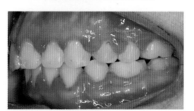
F. 矫治后口内左侧面照

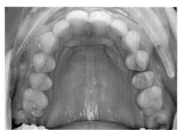
G. 矫治前上颌𬌗面照

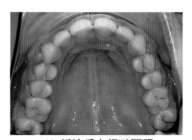
H. 矫治后上颌𬌗面照

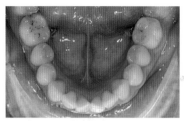
I. 矫治前下颌𬌗面照

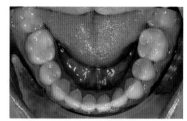
J. 矫治后下颌𬌗面照

图9-31　矫治后牙齿排齐，前牙覆𬌗覆盖达到正常

（8矫治前后面型对比）

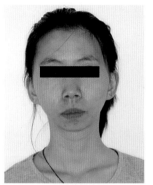
A. 矫治前软组织正面照

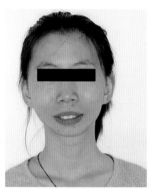
B. 矫治前软组织正面微笑照

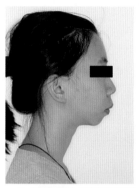
C. 矫治前软组织侧面照

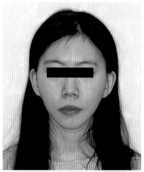
D. 矫治后软组织正面照

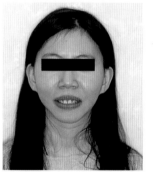
E. 矫治后软组织正面微笑照

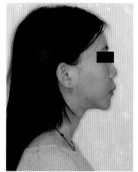
F. 矫治后软组织侧面照

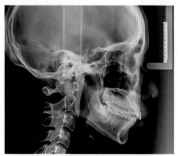
G. 矫治前头颅侧位片

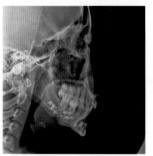
H. 矫治后头颅侧位片

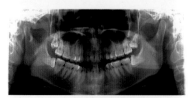
I. 矫治前曲面断层片

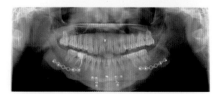
J. 矫治后曲面断层片

图9-32　矫治后面型良好，面部对称，颏部形态恢复正常

骨性偏𬌗的术前正畸

指导原则就是将上下前牙恢复到正常角度，将上下后牙直立于牙槽骨。骨性偏𬌗的矫治重点是两侧的后牙不对称性颊舌向倾斜。

（1）根据直立后牙需要的转矩不同，可以在需要颊向直立的一侧将托槽倒置获得正转矩。

（2）交互牵引。有时候会遇到后牙咬𬌗障碍影响交互牵引直立后牙，必要时要在后牙安置合板，去除后牙的牙尖咬𬌗阻碍（图9-33、图9-34）。

（3）单侧种植支抗纠正𬌗平面高度和后牙舌倾。

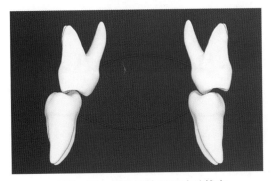

图9-33　偏𬌗初始后牙咬𬌗状态

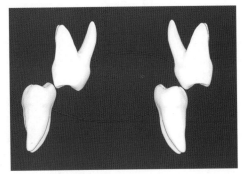

图9-34　术前正畸结束后，通过交互牵引使得后牙牙轴角度去代偿之后，双侧后牙呈现锁𬌗状态

临床经验表明，有很多偏𬌗同时伴随着反𬌗。我们认为，偏𬌗其实是反𬌗的一种代偿。因此伴随反𬌗的偏𬌗术前正畸，同时还要解决前牙的反𬌗去代偿。简单的说：偏其实就是不彻底的反。

偏𬌗术前正畸病例

女，23岁，主诉：前牙不齐，脸歪。

（初始照片）

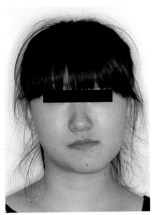

A. 初始软组织正面照

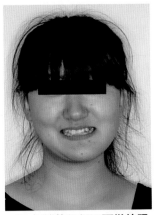

B. 初始软组织正面微笑照

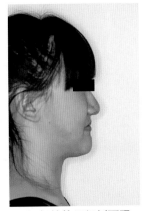

C. 初始软组织侧面照

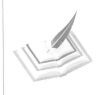

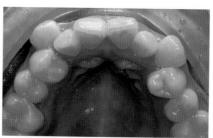

D. 初始口内上颌殆面照

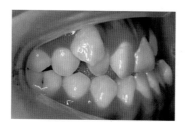

E. 初始口内右侧面照

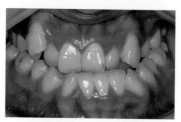

F. 初始口内正面照

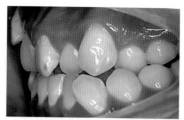

G. 初始口内左侧面照

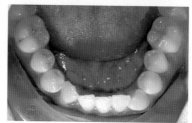

H. 初始口内下颌殆面照

口内检查，前牙反殆，上颌尖牙颊侧阻生，下前牙舌倾

图9-35　术前正畸结束后，前牙呈现反覆盖，后牙锁殆

（1矫治中）

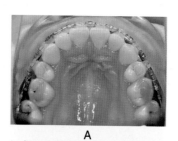

A

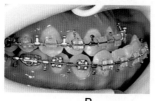

B

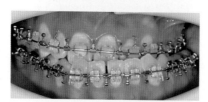

C

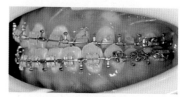

D

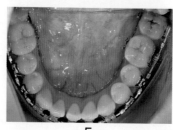

E

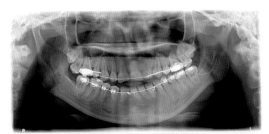

F. 正颌术前曲面断层片

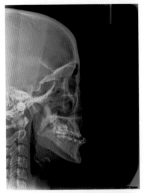

G. 正颌术前头颅侧位

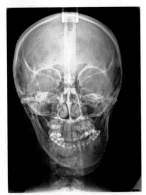

H. 正颌术前头颅正位片

正颌术前X光片检查：上下前牙直立，去代偿完成

图9-36　正颌手术后，前牙覆盖正常，后牙覆盖正常

（正颌术后口内照）

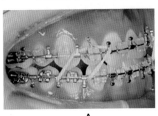

A

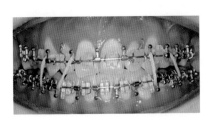

B

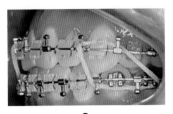

C

图9-37　正颌手术后，前后牙覆盖达到正常

（3初始跟正颌术后面型对比）

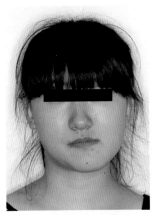

A. 初始软组织正面照

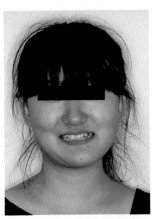

B. 初始软组织正面微笑照

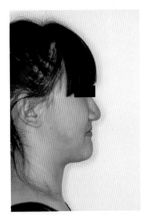

C. 初始软组织侧面照

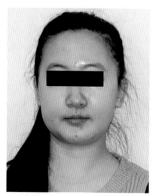

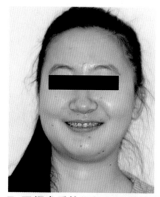

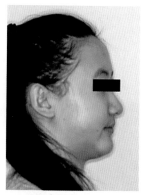

D. 正颌术后软组织正面照　　　E. 正颌术后软组织正面微笑照　　　F. 正颌术后软组织侧面照

图9-38　面部基本对称，纠正面部偏斜，颏部形态良好

（4正颌术后口内照）

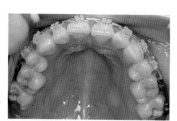

A. 正颌术后口内上颌𬌗面照

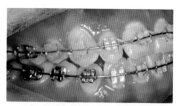

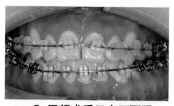

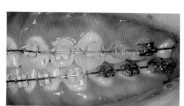

B. 正颌术后口内右侧面照　　　C. 正颌术后口内正面照　　　D. 正颌术后口内左侧面照

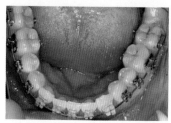

E. 正颌术后口内下颌𬌗面照

正颌术后，逐步调整后牙咬𬌗关系，整平横向𬌗平面

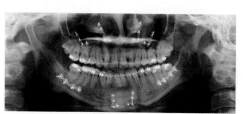

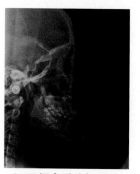

F. 正颌术后曲面断层片　　　　　　G. 正颌术后头颅侧位片

正颌术后X光片，头侧曲断，双侧𬌗平面平行一致

图9-39　正颌术后资料

（5矫治完成）

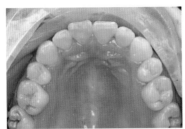

A. 矫治后口内上颌殆面照

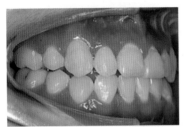

B. 矫治后口内右侧面照

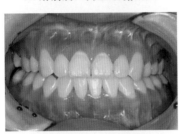

C. 矫治后口内正面照

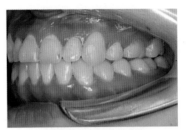

D. 矫治后口内左侧面照

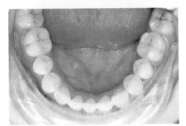

E. 矫治后口内下颌殆面照

图9-40　矫治及术后，前牙覆殆覆盖正常，后牙覆殆覆盖正常

（6矫治前后面型对比）

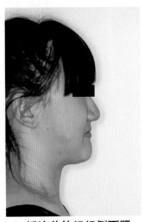

A. 矫治前软组织侧面照

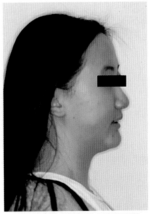

B. 矫治后软组织侧面照

图9-41　矫治术后，面型恢复正常，颏部形态恢复良好

（7矫治前中后面型对比）

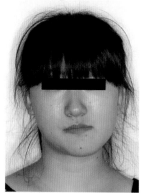 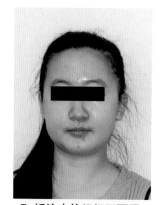 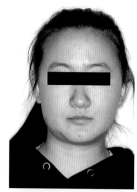

A. 矫治前软组织正面照　　　　B. 矫治中软组织正面照　　　　C. 矫治后软组织正面照

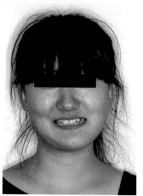 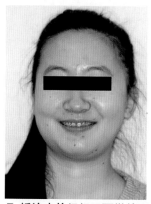 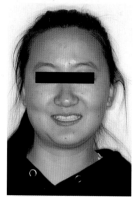

D. 矫治前软组织正面微笑照　　E. 矫治中软组织正面微笑照　　F. 矫治后软组织正面微笑照

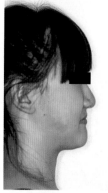 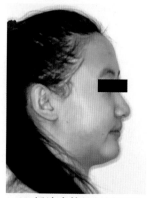 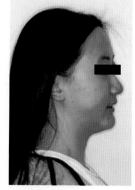

G. 矫治前软组织侧面照　　　　H. 矫治中软组织侧面照　　　　I. 矫治后软组织侧面照

图9-42　矫治结束后，面型恢复正常，偏𬌗纠正效果良好

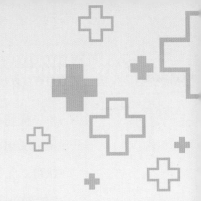

第十章

无托槽隐形矫治

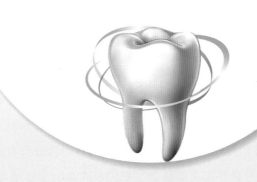

无托槽隐形矫治自上世纪90年代在美国问世以来，随着CAD-CAM和3D打印技术等新技术的运用得到了巨大的发展，特别随着隐适美等知名企业的推广，已经获得广大医患市场的认可。无托槽隐形矫治也已成为正畸技术一个重要的领域，各院校和正畸医生也正紧跟时代的步伐加快对此领域的研究。本章节将针对无托槽隐形矫治器的自身特点和各种错殆畸形的治疗特点进行阐述。

一 隐形矫治的生物力学机制

正畸中的科学是对牙齿移动的生物力学机制和矫治器本身功能的理解。数学、计算机科学、材料科学和生物力学是正畸矫治器设计的基础科学，隐形矫治同样遵循以上科学技术的发展。要使用这种矫治器，我们首先要明白这种矫治器的工作原理。

隐形矫治器是如何通过牙齿移动来达到牙齿矫正目的的？隐形矫治主要是通过两种方式来实现牙齿移动：第一种是就位-驱动系统，第二种是矫治力-驱动系统。

就位-驱动系统是靠矫治器自身的形变使得牙齿发生移动。当佩戴矫治器时，现有的矫治器与现在的牙齿排列不完全一致，具有一定差异性，但因为矫治材料具有弹性形变，因此患者仍然可以佩戴。每戴一副新的矫治器便会觉得很紧，这是因为牙齿被施加了一个或多个力量，当牙齿按照这个力量到达了预定的位置便没有了紧的感觉。隐形矫治的矫治力是间歇力，这个力量大约需要4—12天能够完全实现，当然这也跟移动量或材料性能有关。

隐形矫治器的材料已经有了十几年的发展，现有的材料相比较之前的材料，弹性、韧性越来越好，硬度相较之前有所降低，这样能使矫治力释放的力量更加持续柔和，贴合度更高，患者的舒适度和治疗效果都有所提升。但仍有许多问题等待着去探索解决。

就位-驱动系统更适合牙齿倾斜移动，控根作用有限，所以就需要其他方式辅助来实现更难的移动。

矫治力-驱动系统中，原本与牙齿形态一致的矫治器上增加了许多特殊的设计，其一是矫治器本身特殊形状的设计，其二是在牙齿表面添加附件等特殊装置。

矫治器上的特殊形状有以下设计：

（一）精密咬殆导板

精密咬殆导板（图10-1）是放置在上前牙舌侧的平面导板，放置的牙位可由医生自行决定，可以是前牙的任意一颗牙或多颗牙（图10-2）。其作用是辅助打开咬殆，但与我们固定矫治中使用的平面导板不是一种生物学机制，其后牙不能自行伸长，但可以避免后牙咬殆力压低后牙。其次可以帮助压低上下颌前牙，从而辅助打开咬殆，打开咬殆主要还是靠其他特殊设计。设计方案时需要注意的是要看好覆盖的大小，如果覆盖过大的话，下牙就不能咬到导板的位置上了，这就会引起闭锁性的下颌后退，所以只有当覆盖大约小于2mm的时候才开始启用此构件。

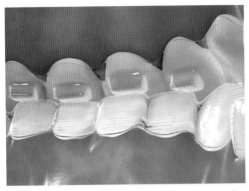

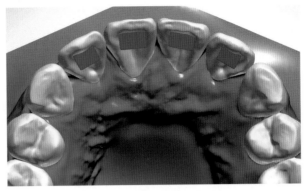

图10-1　精密咬殆导板（Bite Ramps）　　　　　　　图10-2　精密咬殆导板视图

（二）压力脊

这是为增强前牙转矩而在前牙矫治器上设计的一种压力条或凹陷（图10-3）。它由电脑自动生成或由医生指导添加，当牙齿转矩增加4°时电脑会自动添加。它的作用是增加转矩的表达，能更好地控制转矩。这个压力条分别作用在唇侧的龈端和舌侧的切端（图10-4、图10-5），形成一种对偶（couple）力。但此设计只是有限地帮助到转矩的控制，主要还是需要其他的特殊设计去更好地控制转矩。

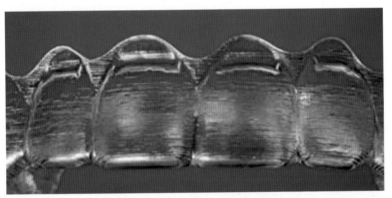

图10-3　压力脊（Power Ridge）

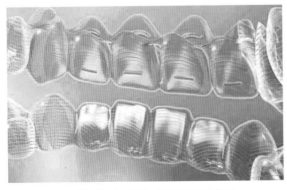

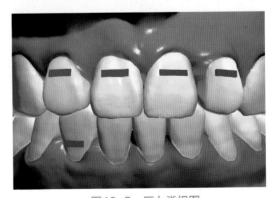

图10-4　压力脊在舌侧的表现　　　　　　　　　　图10-5　压力脊视图

（三）牵引钩

颌间牵引是正畸中的一个重要组成部分，在隐形矫治中自然也不会被省略掉，上下颌尖牙可以设计一个Hook（图10-6、图10-7），配合后牙的开窗处粘接树脂或金属钮扣，用来做颌间牵引。与固定矫治不同的是，前牙的角度不会因为向唇侧的牵引力而发生改变，能有效地防止前牙的唇倾。这是因为矫治器是全牙冠地包裹，不允许牙冠任何角度上的变化，同样也减小了后牙的伸长力。也正因为矫治器紧密的包裹，因此想要实现矢状向的变化，需要使用较原先固定矫治中牵引力更大的力。设计Hook跟Cut需要检查与附件的距离，以保证不影响附件的作用和牵引过程中矫治器不会脱位。

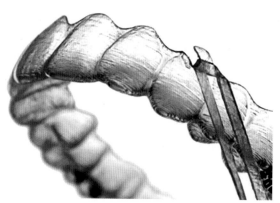

图10-6　牵引钩（Hook and Precision Cut）

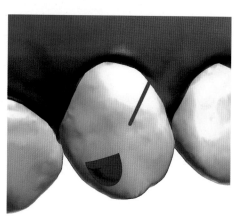

图10-7　Hook视图

（四）MA青少年系列

此设计是针对青少年下颌后缩的矫治而设计的导下颌向前装置，类似于传统矫正中的Twin Block。在上下颌第一磨牙的位置延伸出一个类似翅膀的方块（图10-8、图10-9），其功能类似于时代天使隐形矫治器中的SGTB。设计此装置时应注意第一磨牙上没有任何附件，待第二或第三阶段再矫治后牙的咬殆问题。

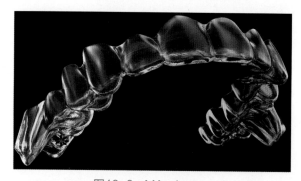

图10-8　MA wings

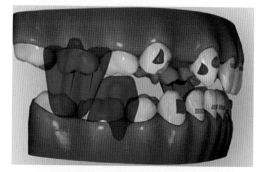

图10-9　MA在Clincheck中视图

二　附件的设计与作用

附件是粘接于牙齿唇舌面的树脂突起，使用预制成型的模版辅助粘接，用以辅助完成特定类型的牙齿移动。附件的种类大致分为两种，一种是固位型附件，一种是动力型附件。

（一）固位型附件

固位型附件的形状规则，起固位作用，被动施力。固位型附件有以下几种：

1. 矩形附件

矩形附件（图10-10）可分为3、4、5mm长度，厚度可以调整，可以垂直或任意方向放置，也可调整为楔形。其固位性最好，是隐形矫治中最常用的附件之一。

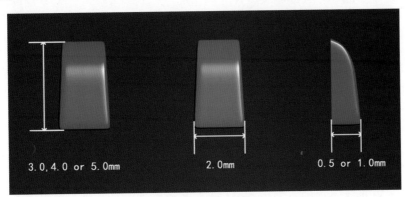

图10-10 矩形附件

2. 椭圆形附件

椭圆形附件（图10-11）具有一定的固位性，比矩形附件和楔形附件的固位性弱。

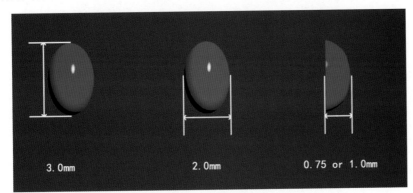

图10-11 椭圆形附件

3. 楔形附件

楔形附件（图10-12—图10-14）固位性较好。前牙压低时，楔形附件可以设计在前磨牙，以增加固位，帮助压低的实现。

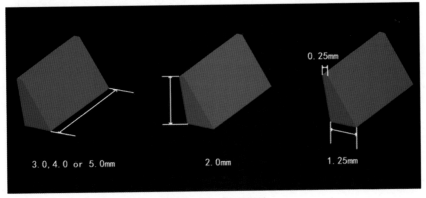

图10-12 楔形附件

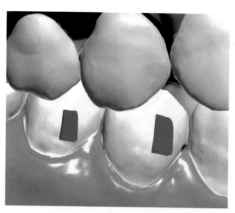

图10-13 垂直矩形附件使用视图

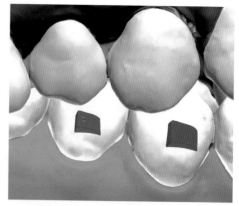

图10-14 水平矩形附件被修改成楔形

（二）动力型附件

动力型附件（优化附件）相较传统附件在生物力学上有了许多进步，设计特点都是遵循生物力学原理。其形状不规则，大小不一，通过附件模版和矫治器上的形态差异提供了主动矫治力（图10-15）。所以矫治器与附件模版上的附件位置是不相同的（图10-16），矫治器不能代替附件模版使用。

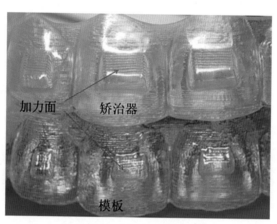

图10-15 矫治器与模版对比

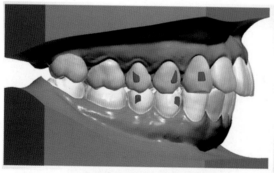

附件模版上的附件形状

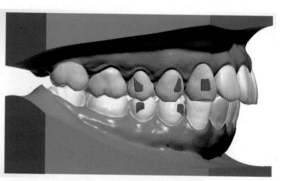

矫治器形状

图10-16 附件模版

（三）优化前牙伸长附件

此附件（图10-17）被设计在上下颌前牙上，可以实现一定量的绝对伸长，适用于开𬌗较小的情况和少量的个别牙的伸长。

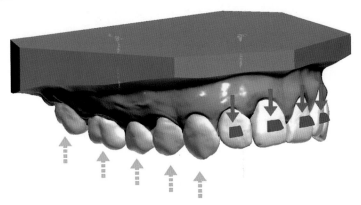

图10-17　优化前牙伸长附件

（四）优化去扭转附件

此附件（图10-18）用于矫正前磨牙和尖牙的扭转，相比矩形附件更有优势。其设计符合生物力学原理，放置位置是由电脑生成的，以达到适合的力臂距离，减小力矩。

（五）优化控根附件

优化控根附件（图10-19）用于近远中控根移动前牙和前磨牙，多用于推磨牙和拔牙及关闭较大间隙病例，其控根效果与垂直矩形附件相近，但固位性较弱。

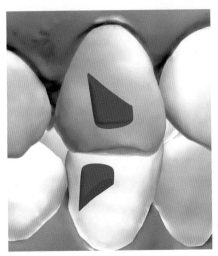

图10-18　优化去扭转附件

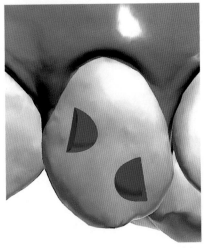

图10-19　优化控根附件

（六）优化支抗附件

改进的优化支抗附件（图10-20）比之前要更大，固位性提升，主要用于磨牙的控根和伸长。

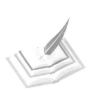

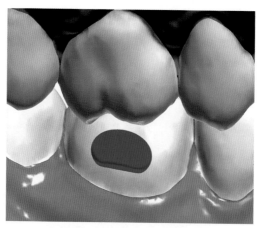

图10-20　优化支抗附件

（七）优化伸长附件

用于前磨牙的优化伸长附件（图10-21），固位性较弱，伸长能力较有限，可以用于少量的牙齿伸长。

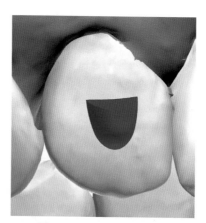

图10-21　优化伸长附件

（八）优化多平面控根附件

用于上颌侧切牙的优化多平面控根附件（图10-22），固位性较弱，可辅助简单的移动。

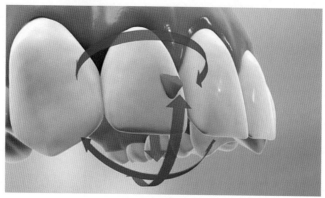

图10-22　优化多平面控根附件

三　隐形矫治病例选择

我们把每一种矫治器看成一种武器，针对不同的牙齿移动，不同的武器具有各自的优势。那么隐形矫治也是如此，我们要知道它擅长做什么跟不擅长做什么。

（一）有散在间隙的病例

对于具有散在间隙或中切牙间隙的病例，在固定矫治中，往往需要先排齐、整平，换到足够硬的弓丝上再进行关闭间隙。否则较容易出现牙齿倾斜的情况，关间隙的时间点自然不能特别早的进行。而隐形矫治器则没有以上顾虑，矫治器本身的硬度相当于一根较粗的镍钛方丝，其次关闭间隙不需要前期的排齐跟整平，往往关闭间隙会更高效。但是覆𬌗的控制和附件的使用依然决定着治疗的成败，关闭间隙往往伴随内收，内收则会产生牙齿的舌向运动，如果转矩控制不好，舌倾伸长则容易出现，所以在设计时，在良好固位附件的支持下，前牙的转矩控制和压低控制可以避免覆𬌗加深、前牙𬌗干扰等不良后果。

（二）轻度拥挤病例

对于轻度拥挤的病例，固定矫治排齐往往也会比较快，但存在的问题是排齐过程中会引起不期望的唇倾。如果唇倾了再去内收，便又增加了矫治时间和中间会变突的不美观阶段，还造成了牙齿的往复移动。种植支抗钉虽然可以控制一部分程度的牙齿唇倾，但随之而来的是舒适程度的减弱。而隐形矫治在排齐中可以良好地控制牙齿的唇倾度，几乎可以避免不必要的往复运动。其次，过矫正的设计在固定矫治中不容易实现，特别是个别前牙的扭转和转矩，可能需要特殊弯制的曲或使用扭转垫来纠正前牙的扭转，转矩则可能需要转矩簧或曲来加以控制。而隐形矫治器对于个别牙的设计可以非常轻松，在矫治前我们就可以将一些过矫正的设计完成，以缩短治疗时间和实现更好的排齐效果，减少复发的程度。在排齐过程中片切和扩弓往往是需要的，片切采取少量多次的方法，降低了牙齿敏感性，也增加了对片切量的控制，合理的片切对一些形态较大的牙齿或是有黑三角的问题，可以得到一定程度上的解决。

（四）中重度拥挤非拔牙病例

解决中重度的牙列拥挤，在固定矫治中往往需要扩弓器或种植钉来协助完成，增加了治疗的不舒适性，而隐形矫治器的自我扩弓效果良好，无需额外的扩弓装置。隐形矫治的推磨牙技术也可以完全代替种植钉的使用。需要注意的是片切的量和时机，扩弓的量和后牙支抗的保护。附件的合理设计，终末位置咬𬌗接触，推磨牙的步骤是治疗成功的关键。后牙的附件应该有足够的固位力，以保证在推磨牙和扩弓的时候，后牙不会产生倾斜移动。终末位置后牙的咬𬌗接触不再是常规的腭尖功能尖接触，而是颊尖接触。推磨牙或后牙时要结合牙周膜面积理论合理，设计移动牙的数量，万不可不计数量地移动。如果牙弓狭窄严重，也可采用分步扩弓的办法，以达到最好的效果。

（五）重度拥挤拔牙病例

重度拥挤拔牙病例在固定矫治中往往耗时不长，难度系数也不大，支抗也无需过多顾虑。这在隐形矫治中也是同样的，合理的后牙附件设计是重点，往往需要矩形附件来固位以支撑后牙的支抗，合理的颌间牵引也有助于尖牙的贴合度，此时牵引往往选择在牙齿上，而不是矫治器上。也可以使用分步移动排齐，以进一步保护后牙支抗，比如先将尖牙移动一部分获得空间，再排齐一部分切牙，再只移动尖牙获得空间排齐切牙。分步移动的好处是最大程度上保护后牙支抗，牺牲的是一部分时间。

（六）非拥挤拔牙病例

非拥挤拔牙矫治往往是为了改变侧貌，支抗是重点。固定矫治可以良好地利用支抗钉帮助内收，但对隐形矫治来说，对支抗的控制比固定矫治更难，𬌗曲线也更难控制，就好比是在镍钛丝上关闭拔牙间隙，往往会产生过山车效应，支抗钉如何有效地帮助隐形矫治器，也一直未找到合理简单的办法。所以非拥挤拔牙使用隐形矫治要慎重，往往会出现磨牙近中倾斜，后牙开𬌗，前牙覆𬌗加深的现象，足够强的后牙固位才能保证治疗的成功。

四　隐形矫治中哪些移动是困难的？

1. 牙齿伸长

牙齿伸长需要特殊的伸长附件，但在隐形矫治中因为矫治力学的限制，并不能够实现很大程度的伸长。特殊的牵引可以帮助单颗或少数几颗牙的伸长，但不太方便使用同固定矫治那样较大的牵引，如梯形牵引。

2. 近中移动磨牙

远中移动磨牙虽然是隐形矫治的强项，但近中移动似乎很不擅长。隐形矫治力是推力，而固定矫治力是拉力，去推磨牙近中移动，往往会造成近中倾斜，固位附件容易出现脱轨，后期再予以矫正回来很麻烦。

五　典型临床病例分析

（一）关闭散在间隙病例设计

许多中切牙的间隙（图10-23）是因为长期的前牙重咬𬌗造成的，所以在关闭间隙时应该注意，在内收前牙时避免前牙的接触，在设计时应该设计压低前牙，特别是切牙。压低切牙，后牙应该有必要的固位形附件，如需压低切牙应该在尖牙和磨牙或前磨牙设计固位附件，如果压低中切牙较多应该在侧切牙近切端位置放置固位附件，然后适当增加片切能更好解决一部分黑三角（图10-24）。

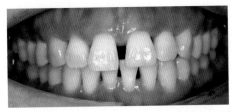 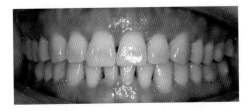

图10-23　矫治前中切牙之间存在散在间隙　　　　图10-24　矫治后中切牙之间间隙关闭

（二）轻度拥挤病例非拔牙设计

前牙的轻度拥挤（图10-25）可以采取适量的片切，配合扩弓或少量唇倾，可以较快地解决单个牙或几个牙的拥挤，拥挤的牙需要矫枉过正大约4°才能真正排齐（图10-26）或提高后期稳定性。

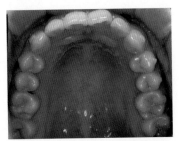 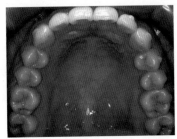

图10-25　矫治前中切牙扭转不齐　　　　图10-26　矫治中排齐上颌牙齿

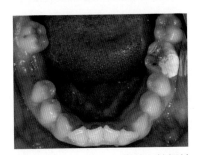 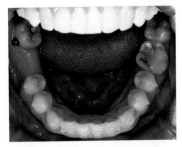

图10-27　矫治前下颌前牙较拥挤　　　　图10-28　矫治中排齐下颌牙齿

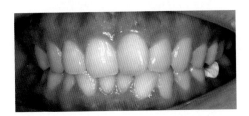 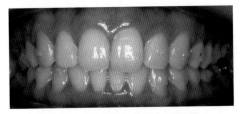

图10-29　矫治前口内正面照　　　　图10-30　矫治中口内正面照

（三）中重度拥挤病例非拔牙设计

中度拥挤（图10-31），主要利用扩弓和片切排齐。下牙重度拥挤（图10-33），利用扩弓和片切已经不能完全排齐左下尖牙，所以左侧后牙需要推磨牙约1.5mm，以减少片切量。但推磨牙要注意支抗的分配，不能多颗牙同时移动，不能操之过急。

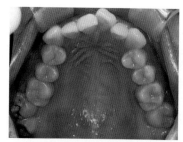

图10-31 矫治前上颌牙齿拥挤不齐

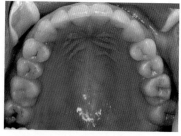

图10-32 矫治后排齐上颌牙齿

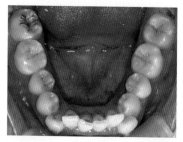

图10-33 矫治前下颌牙齿拥挤不齐

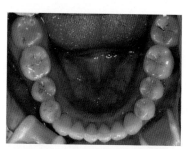

图10-34 矫治后排齐下颌牙齿

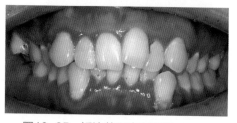

图10-35 矫治前口内正面照

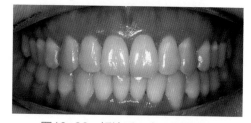

图10-36 矫治后口内正面照

（四）前牙外突非拔牙病例

这是一个二次矫治病例，在第一次矫正中拔除了四颗第一前磨牙，但患者表示前门牙越来越往外。通过片切上下前牙和适量扩弓，将前牙内收，内收时上下前牙做了大量的压低，以防止深覆𬌗进一步加重。前牙的压低需要后牙的支抗，这样后牙就需要有足够的固位形附件来固位。前牙压入时也要有空间，要与邻牙间有适当的空隙以保证压低的顺畅。

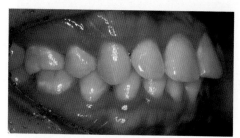

图10-37 矫治前口内右侧面照

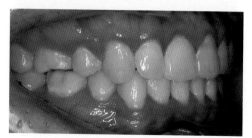

图10-38 矫治后口内右侧面照

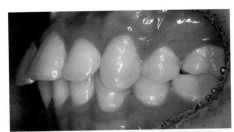

图10-39　矫治前口内左侧面照

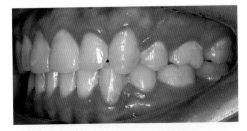

图10-40　矫治后口内左侧面照

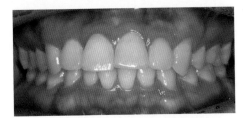

图10-41　矫治前口内正面照

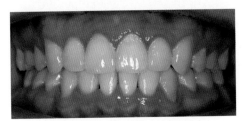

图10-42　矫治后口内正面照

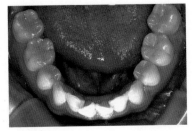

图10-43　矫治前下颌殆面照

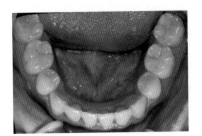

图10-44　矫治后下颌殆面照

（五）非对称拔牙矫治设计

此患者因自身原因只是希望半口矫治，患者面型较对称，拥挤集中在一个区域，患者对中线没有要求，于是我们选择了拔除一颗右下第二前磨牙的矫治办法，这样能够快速地解决拥挤，磨牙少量的近中移动以维持现有的中线不再变化，面部对称也不会改变，咬殆良好。

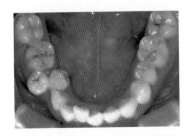

图10-45　矫治前下颌牙齿拥挤不齐

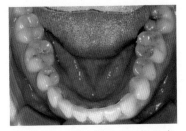

图10-46　矫治后排齐下颌牙齿

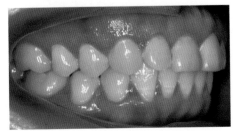

图10-47　矫治后口内右侧面照

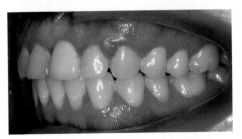

图10-48　矫治后口内左侧面照

（六）Ⅲ度拥挤拔除四颗前磨牙病例

　　患者面型正常，牙列呈Ⅲ度拥挤，采取拔除四颗第一前磨牙矫正，但因22牙完全在腭侧位，矫治器不能良好包裹，待空间推出再移动22。22舌侧初期设计了矩形附件以保证矫治过程的贴合度，待空间足够时，唇侧设计了矩形附件以加强固位，排齐效果良好，未出现前牙脱轨情况发生。矫治过程中，后磨牙出现少量近中移动，使用牵引的办法解决。

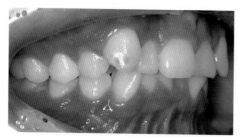
图10-49　矫治前口内右侧面照

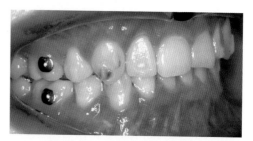
图10-50　矫治中口内右侧面照

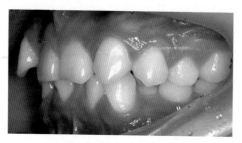
图10-51　矫治前口内左侧面照

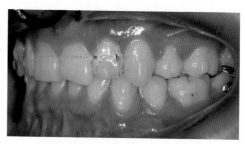
图10-52　矫治中口内左侧面照

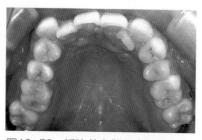
图10-53　矫治前上颌牙齿拥挤不齐

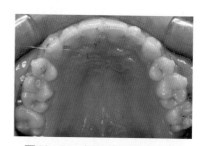
图10-54　矫治中排齐上颌牙齿

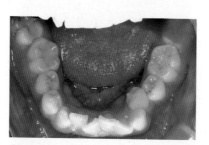
图10-55　矫治前下颌牙齿拥挤不齐

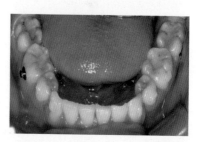
图10-56　矫治中排齐下颌牙齿

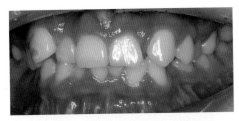 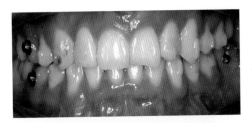

图10-57　矫治前口内正面照　　　　　图10-58　矫治中口内正面照

（七）双颌前突拔除四颗第一前磨牙病例

双颌前突病例采取拔除四颗第一前磨牙矫正，尖牙先远中移动0.8mm后，再整体内收前牙，后牙采用矩形附件固位，clincheck设计中内收时前牙转矩几乎未改变，以保证转矩不丢失，前牙覆𬌗设计为0覆𬌗，以保证不会加深覆𬌗。

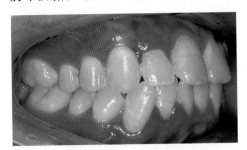 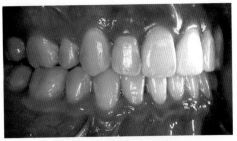

图10-59　矫治前口内右侧面照　　　　图10-60　矫治后口内右侧面照

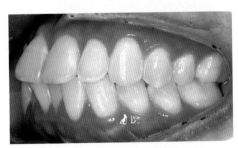 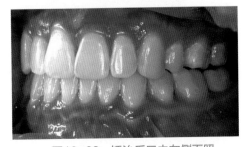

图10-61　矫治前口内左侧面照　　　　图10-62　矫治后口内左侧面照

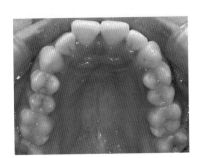 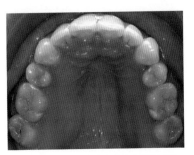

图10-63　矫治前上颌𬌗面照　　　　　图10-64　矫治后上颌𬌗面照

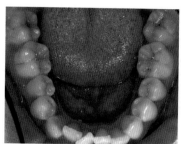
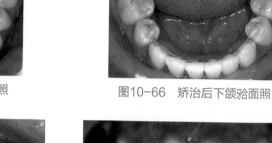

图10-65　矫治前下颌殆面照　　　　　　图10-66　矫治后下颌殆面照

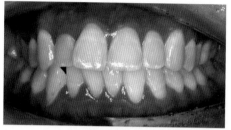
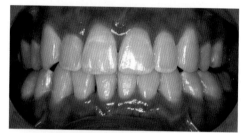

图10-67　矫治前口内正面照　　　　　　图10-68　矫治后口内正面照

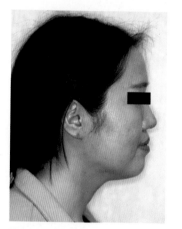
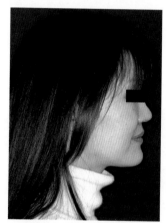

图10-69　矫治前软组织侧面照　　　　　图10-70　矫治后软组织侧面照